病毒性肝炎三联疗法

杨玺　编著

金盾出版社

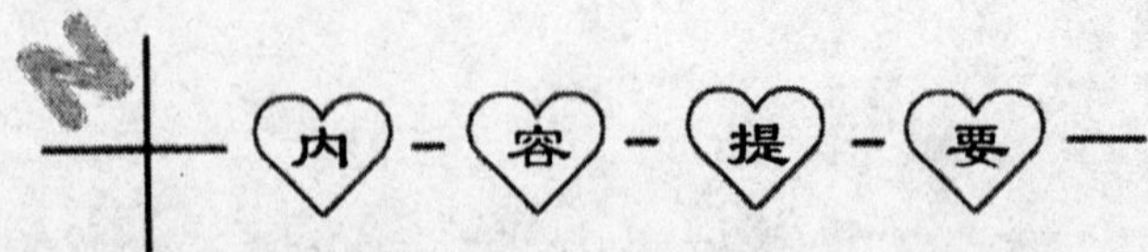

本书简要介绍了肝脏的生理特点、功能及病毒性肝炎的病因、病理和诊断，对治疗病毒性肝炎所采用的西药治疗、中医治疗、自然疗法即“三联疗法”的优势和特点作了全面详细的阐述。其内容新颖、实用性强，可供基层医护人员、患者和患者家人阅读。

图书在版编目(CIP)数据

病毒性肝炎三联疗法／杨玺编著. —北京：金盾出版社，2010. 1

ISBN 978-7-5082-5989-5

Ⅰ. 病…　Ⅱ. 杨…　Ⅲ. 病毒性肝炎—中西医结合疗法　Ⅳ. R512. 605

中国版本图书馆 CIP 数据核字(2009)第 172324 号

金盾出版社出版、总发行

北京太平路 5 号(地铁万寿路站往南)

邮政编码：100036　电话：68214039　83219215

传真：68276683　网址：www. jdcbs. cn

封面印刷：北京百花彩印有限公司

正文印刷：北京四环科技印刷厂

装订：海波装订厂

各地新华书店经销

开本：850×1168 1/32　印张：7　字数：157 千字

2010 年 1 月第 1 版第 1 次印刷

印数：1～11 000 册　定价：14. 00 元

前言

肝脏是人体重要的解毒器官，人体所有的代谢必须由肝脏合成分解。患有肝病就会给人的正常生活带来极大的痛苦和折磨。因而，保护肝脏是关系人体健康和生命的大事。

常见的肝病有肝炎、肝硬化等。肝炎就是指肝脏发炎。许多病原微生物，如病毒、细菌、真菌、立克次体、螺旋体及某些原虫和寄生虫的感染都可能引起肝脏发炎。但是，通常人们所说的“肝炎”，指的是由甲型、乙型、丙型、丁型、戊型肝炎病毒所引起的病毒性肝炎。

乙型肝炎是危害人类健康最严重的常见传染病之一。我国约10%的人为乙型肝炎病毒携带者，约有2 000万慢性肝炎患者，而肝炎与肝硬化、肝癌的发生密切相关。乙型肝炎给患者、家庭、社会造成了沉重的经济负担，是许多家庭因病致贫、因病返贫的重要原因。同时也给社会经济发展带来了不容忽视的影响，还引发了一系列的社会问题，是我国现阶段最为突出的公共卫生问题之一。

甲型肝炎是由甲型肝炎病毒通过粪-口途径传播引起的传染性肝炎。甲型肝炎为自限性疾病，只要及时住院进行隔离治疗，预后良好，能完全治愈，无慢性化。

丙型肝炎是由丙型肝炎病毒所引起，是通过输血或血制品、血液透析、单采血浆、还输血细胞、肾移植、静脉注射毒品、性传播、母婴传播等传染引起的。丙型肝炎临床表现与乙型肝炎相似，但它对人类健康的威胁不亚于乙型肝炎。丙型肝炎分布较广，更容易演变为慢性肝硬化和肝癌。

丁型肝炎病毒是一种缺陷病毒，需要在乙型肝炎病毒辅助下才能复制，所以丁型肝炎要在感染乙型肝炎的基础上才能感染。在乙型肝炎基础上感染丁型肝炎，往往导致病情加重，易发展为肝硬化，甚至肝癌。

为了满足广大读者渴望了解治疗肝炎新技术的迫切需求，笔者精心编著了这本《病毒性肝炎三联疗法》，它以科学实用，疗法新颖展现在广大读者面前。希望本书能够成为广大读者，尤其是慢性肝病患者的益友。必须指出的是，书中所提到的治疗方法一定要在医生的指导下进行，不可擅自应用，以免带来不必要的麻烦，甚至造成严重的后果。

本书在写作时虽力求深入浅出，通俗易懂，集科学性、知识性、趣味性、实用性于一体，但由于笔者水平所限，缺点、错误在所难免，敬请读者不吝指正。

杨　玺

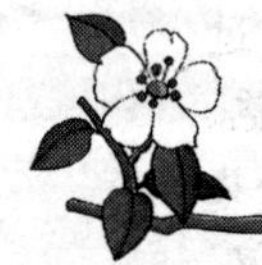

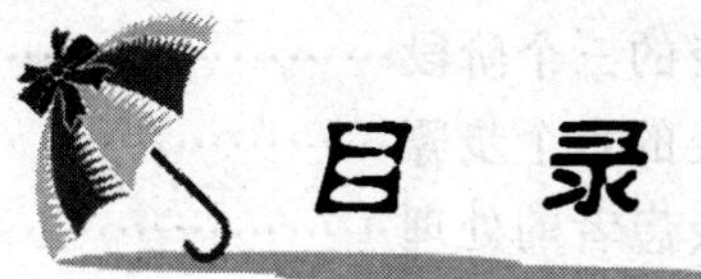

一、肝脏功能及肝病概述

二、乙型肝炎的“三联疗法”

三、甲型肝炎的“三联疗法”

四、丙型肝炎的"三联疗法"

五、丁型肝炎的“三联疗法”

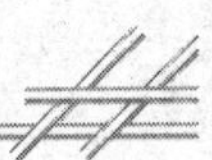

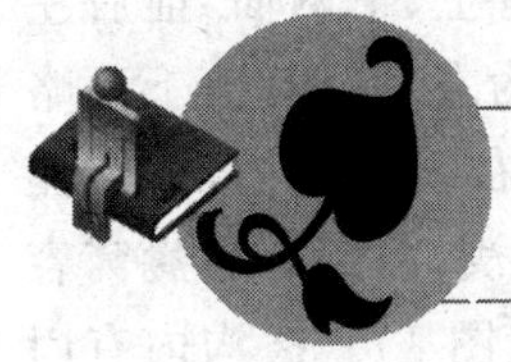

一、肝脏功能及肝病概述

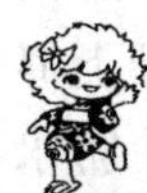

1. 肝脏的部位及结构

肝脏是人体中最大的腺体，也是最大的实质性脏器，主要位于右季肋区和上腹部。我国成年人的肝脏重量，男性为1 230～1 450 克，女性为1 100～1 300 克，占体重的1/40～1/50。在胎儿和新生儿，肝的体积相对较大，可达体重的 1/20。我国人肝长径、阔径为 25 厘米×15 厘米。

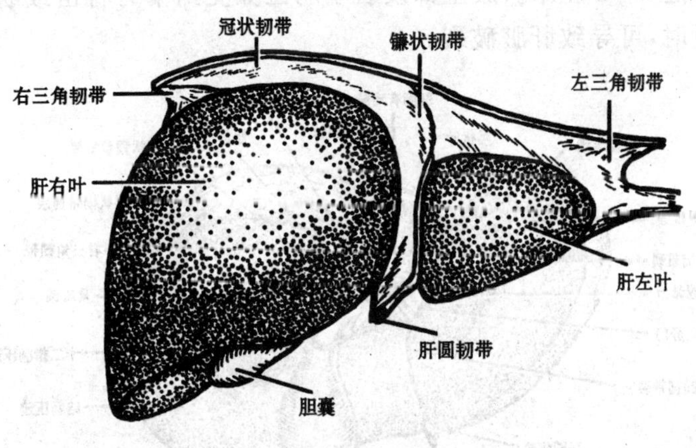

图 1 肝的膈面

因为肝脏有丰富的血液供应，所以肝脏呈棕红色，质软而

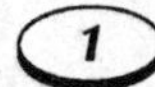

脆。肝右端圆钝厚重，左端窄薄呈楔形，有上、下两面，前后左右四缘。上面隆凸贴于膈，由镰状韧带分为左、右两叶；下面略凹，邻接附近脏器，此面有略呈 H 形的左右纵沟及横沟，右侧沟窄而深，沟前部有肝圆韧带，右纵沟阔而浅，前部有胆囊窝容纳胆囊，后部有下腔静脉窝通过下腔静脉（图 1）。横沟内有门静脉、肝动脉、肝管、神经及淋巴管出入称为肝门（图 2）。肝的大部分位于右季肋区和上腹部，小部分位于左季肋区。肝上界与膈穹隆一致，成人肝的上界一般在锁骨中线交于第 5 肋水平。肝大部分为肋弓所覆盖，仅在腹上部左、右肋弓之间露出 3～5厘米，贴靠腹前壁，所以正常时在右肋缘下不易触及肝下界。如果肝上界的位置正常，成人如果在右肋缘下触及肝脏，则为病理性肝大。小儿肝脏下界可低于肋弓。由于肝上面借冠状韧带连于膈，故当呼吸时，肝可随膈的运动而上下移动，升降可达 2～3 厘米。腹上部及右季肋区如受到暴力打击或肋骨骨折时，可导致肝脏破裂。

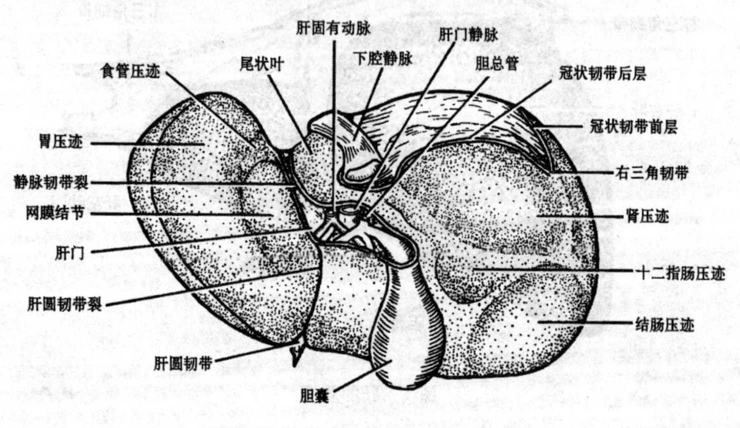

图 2　肝的脏面

肝的邻近脏器为左叶上面膈邻近心包和心脏。右叶上面膈邻近右胸膜腔和右肺,因此肝右叶脓肿有时侵蚀膈面而波及右胸膜腔和右肺。右叶后缘内侧邻近食管,左叶下面接触胃前壁,方叶下接触幽门,右叶下面前边接触结肠右曲,中部近肝门处邻接十二指肠。后边接触肾和肾上腺。

肝以肝内血管和肝内裂隙为基础,可分为五叶、四段:即左内叶、左外叶、右前叶、右后叶和尾叶;左外叶又分为左外叶上、下段,右后叶又分为右后叶上、下段。肝脏被许多条韧带固定于腹腔内,肝脏表面被灰白色的肝包膜包裹着。肝脏的血液供应 3/4 来自门静脉,1/4 来自肝动脉。门静脉的终支在肝内扩大为静脉窦,它是肝小叶内血液流通的管道。肝动脉是来自心脏的动脉血,主要供给氧气,门静脉收集消化道的静脉血主要供给营养(图 3)。

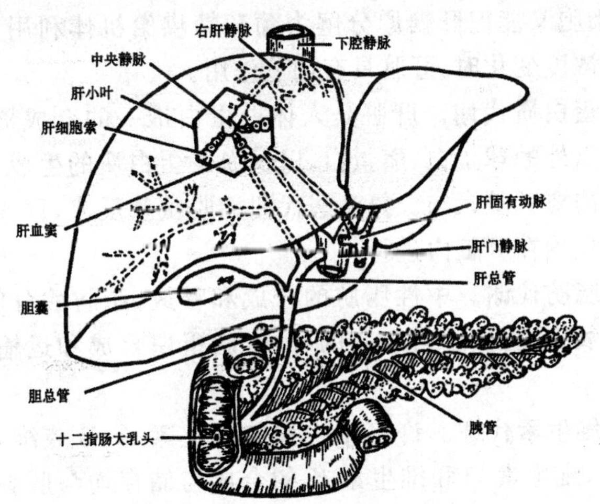

图 3　肝的血液循环及胆管模式图

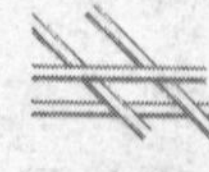

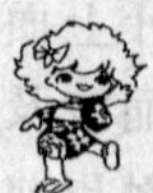

2. 肝脏是人体最大的“化工厂”

有人把肝脏比作体内的化工厂是有一定道理的。在肝脏内进行的生物化学反应达500种以上，其主要生理功能有以下几种。

(1)分泌胆汁：肝细胞不断地生成胆汁酸和分泌胆汁。胆汁在消化过程中可促进脂肪在小肠内的消化和吸收。如果没有胆汁，食入的脂肪约有40%从粪便中丢失，而且还伴有脂溶性维生素的吸收不良。

(2)代谢功能

①糖代谢。饮食中的淀粉和糖类消化变成葡萄糖经肠道吸收后，肝脏就能将它合成肝糖原并贮存于肝脏，当机体需要时，肝细胞又能把肝糖原分解为葡萄糖供给机体利用，当血液中血糖浓度变化时，肝脏具有调节作用。

②蛋白质代谢。肝脏是人体白蛋白惟一的合成器官。除白蛋白以外的球蛋白、酶蛋白，以及血浆蛋白质的生成、维持和调节都需要肝脏参与。氨基酸代谢如脱氨基反应，尿素合成及氨的处理均在肝脏内进行。

③脂肪代谢。中性脂肪的合成和释放、脂肪酸分解、酮体生成与氧化、胆固醇与磷脂的合成，脂蛋白合成和运输均在肝内进行。

④维生素代谢。许多维生素如维生素A、B族维生素、维生素C、维生素D和维生素K的合成与储存均与肝脏密切相关。肝脏明显受损时会出现维生素代谢异常。

⑤激素代谢。肝脏参与激素的灭活。当肝功能长期损害时可出现性激素失调，往往有性欲减退，腋毛、阴毛稀少或脱

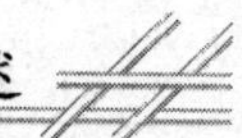

落。男性阳痿，睾丸萎缩，乳房发育；女性月经不调，还可出现肝掌及蜘蛛痣等。

(3)解毒功能：肝脏是人体内主要的解毒器官，它可保护机体免受损害。外来的或体内代谢产生的有毒物质都要经过肝脏处理，使毒物成为比较无毒的或溶解度大的物质，随胆汁或尿液排出体外。

(4)防御功能：肝脏是最大的网状内皮细胞吞噬系统。肝静脉窦内皮质含有大量的枯否细胞，有很强的吞噬能力，门静脉血中99%的细菌经过肝静脉窦时被吞噬。因此，肝脏的这一滤过作用的重要性极为明显。

(5)调节血液循环量：正常时肝内静脉窦可以贮存一定量的血液，在机体失血时，从肝内静脉窦排出较多的血液，以补偿周围循环血量的不足。

(6)制造凝血因子：肝脏是人体内多种凝血因子的主要场所，人体内 12 种凝血因子，其中 4 种都是在肝内合成的。肝病时可引起凝血因子缺乏造成凝血时间延长及发生出血倾向。

(7)热能的产生：水、电解质平衡的调节，都有肝脏的参与。安静时机体的热能主要由身体内脏器官提供。在劳动和运动时产生热的主要器官是肌肉。在各种内脏中，肝脏是体内代谢旺盛的器官，安静时，肝脏血流温度比主动脉高 0.4℃～0.8℃，说明其产热较大。

(8)肝脏的再生能力：动物实验证明，当肝脏被切除 70%～80%后，并不显示出明显的生理紊乱，而且残余的肝脏可在3～8 周内长至原有大小。这说明，肝脏具有再生功能。

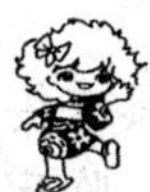

3. 常见的肝病

常见的肝病有肝炎、肝硬化、肝脓肿、原发性肝癌等，肝炎主要以慢性肝炎为主，按病因学分为慢性病毒性肝炎、自身免疫性肝炎、药物性肝炎、遗传性疾病，以及其他原因不明的慢性肝炎。而病毒性肝炎以乙型肝炎最为常见，据统计全球携带乙型肝炎表面抗原的人数超过 2.8 亿，中国是乙型肝炎的高发区，目前有现症的慢性乙型肝炎约 3 000 万人。每年国内死于乙型肝炎后肝硬化者有 40 万人。

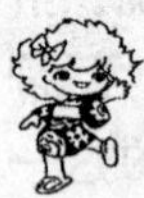

4. 肝炎的定义

肝炎就是指肝脏发炎。许多病原微生物，如病毒、细菌、真菌、立克次体、螺旋体及某些原虫和寄生虫的感染都可能引起肝脏发炎；各种毒物（如砒霜）、毒素（细菌的内外毒素）和某些药物（如雷米封、吲哚美辛、氯丙嗪、氟烷等）中毒都可引起中毒性肝炎。由药物中毒引起的有时也可称为药物性肝炎；由细菌引起的肝炎可称为细菌性肝炎；由病毒引起的肝炎，就称为病毒性肝炎。

但是，通常人们所说的“肝炎”，指的是由甲型、乙型、丙型、丁型、戊型肝炎病毒所引起的病毒性肝炎。上述各型病毒的主要病变都在肝脏，都具有相类似的临床表现，也都具有传染性强、病程相应较长及危害性大的共性。可是在病原学、血清学、临床经过及预后、肝外损害等方面都有明显不同。

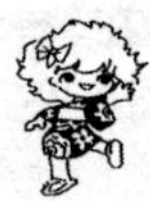

5. 病毒性肝炎的概念

病毒性肝炎是由多种肝炎病毒引起的常见传染病，具有传染性强、传播途径复杂、流行面广泛、发病率较高等特点。临床上主要表现为乏力、食欲缺乏、恶心、呕吐、肝大及肝损害，部分

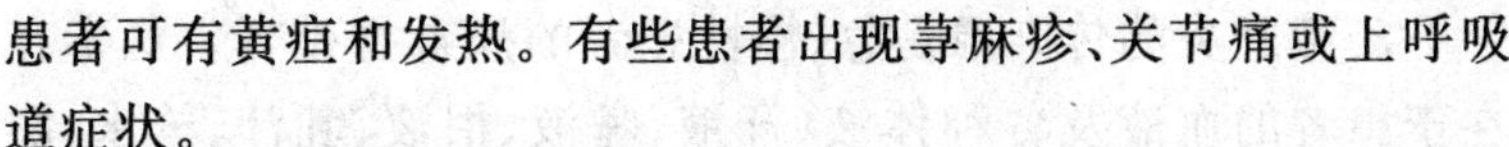

患者可有黄疸和发热。有些患者出现荨麻疹、关节痛或上呼吸道症状。

病毒性肝炎通常是指以侵犯肝为主的肝炎病毒所引起的肝炎。病毒性肝炎常见病理特征为肝细胞局灶性或广泛性变性和门脉区为主的肝内炎症细胞浸润。临床上常可见肝脏大而有触叩痛,亦可伴有黄疸。实验室检查则有血清丙氨酸转氨酶等增高的肝细胞损害改变,病毒性肝炎是我国常见病、多发病,有的病情反复,长期不愈。

我国是个肝炎大国,病毒性肝炎发病数位居法定管理传染病的第一位,仅慢性乙型肝炎病毒感染者就达 1.2 亿。慢性乙型肝炎病程迁延,如得不到及时的治疗,将会发展为肝硬化,甚至肝癌,严重危害人类健康。只有采取以切断传播途径为主的综合防治措施,做好易感人群的保护,才能减少疾病发生。

据统计全国约有 1 亿人口受乙型肝炎病毒感染或处于发病状态,每年新增加的感染者也在百万以上,丙型肝炎发病率亦有上升趋势。这类肝炎的慢性化倾向很高,累积感染人数不断增加,且常导致相当部分病例发展为肝硬化,其发生率各地报道不一,最高可达到 50%以上。其中部分病例常在肝硬化的基础上演变为肝癌。

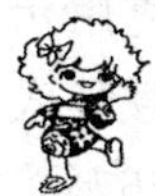

6. 病毒性肝炎的传播

(1)传染源:甲型肝炎的主要传染源是急性患者和隐性患者。病毒主要通过粪便排出体外,自发病前 2 周至发病后 2～4 周内的粪便具有传染性,而以发病前 5 天至发病后 1 周最强,潜伏后期及发病早期的血液中亦存在病毒。唾液、胆汁及十二指肠液均有传染性。

乙型肝炎的传染源是急、慢性患者的病毒携带者。病毒存在于患者的血液及各种体液(汗液、唾液、泪液、乳汁、羊水、阴道分泌物、精液等)中。急性患者自发病前2～3个月即开始具有传染性,并持续于整个急性期。乙型肝炎表面抗原(HBsAg)(+)的慢性患者和无症状携带者中,凡伴有HBeAg(+)或乙型肝炎核心抗体免疫球蛋白M型(抗-HBcIgM)(+),或DNA聚合酶活性升高或血清中乙型肝炎病毒脱氧核糖核酸(HB-VDNA)(+)者均具有传染性。

丙型肝炎的传染源是急、慢性患者和无症状病毒携带者。病毒存在于患者的血液及体液中。

丁型肝炎的传染源是急、慢性患者和病毒携带者。HBsAg携带者是丁型肝炎病毒的保毒宿主和主要传染源。戊型肝炎的传染源是急性及亚临床型患者。以潜伏末期和发病初期粪便的传染性最高。

(2)传播途径:甲型肝炎主要经粪-口途径传播。粪便中排出的病毒通过污染的手、水、苍蝇和食物等经口感染,以日常生活接触为主要方式,通常引起散发性发病,如水源被污染或生食污染的水产品(贝类动物),可导致局部地区暴发流行。通过注射或输血传播的机会很少。

乙型肝炎的传播途径包括:①输血及血制品,以及使用污染的注射器或针刺等。②母婴垂直传播(主要通过分娩时吸入羊水,产道血液,哺乳及密切接触,通过胎盘感染者约占5%)。③生活上的密切接触。④性接触传播。此外,尚有经吸血昆虫(蚊、臭虫、虱等)叮咬传播的可能性。

丙型肝炎的传播途径与乙型肝炎相同而以输血及血制品传播为主,且母婴传播不如乙型肝炎多见。

丁型肝炎的传播途径与乙型肝炎相同。

戊型肝炎通过粪-口途径传播，水源或食物被污染可引起暴发流行；也可经日常生活接触传播。

(3)人群易感性：人类对各型肝炎普遍易感，各种年龄均可发病。甲型肝炎感染后机体可产生较稳固的免疫力，在本病的高发地区，成年人血中普遍存在甲型肝炎抗体，发病者以儿童居多。乙型肝炎在高发地区新感染者及急性发病者主要为儿童，成人患者则多为慢性迁延型及慢性活动型肝炎；在低发地区，由于易感者较多，可发生流行或暴发流行。丙型肝炎的发病以成人多见，常与输血与血制品、药瘾注射、血液透析等有关。丁型肝炎的易感者为乙型肝炎表面抗原(HBsAg)阳性的急、慢性肝炎及携带者。戊型肝炎各年龄普遍易感，感染后具有一定的免疫力。各型肝炎之间无交叉免疫，可重叠感染、先后感染。

(4)流行特征：病毒性肝炎的分布遍及全世界，但在不同地区各型肝炎的感染率有较大差别。我国属于甲型及乙型肝炎的高发地区，但各地区人群感染率差别较大。甲型肝炎全年均可发病，而以秋冬季为发病高峰，通常为散发；发病年龄多在14岁以下，在托幼机构、小学校及部队中发病率较高，且可发生大的流行；如水源被污染或生吃污染水中养殖的贝壳类动物食品，可在人群中引起暴发流行。乙型肝炎见于世界各地，人群中乙型肝炎表面抗原(HBsAg)携带率以西欧、北美及大洋洲最低(0.5%以下)，而以亚洲与非洲最高(6%～10%)，东南亚地区达10%～20%；我国人群 HBsAg 携带率约为10%，其中北方各省较低，西南方各省较高，农村高于城市。乙型肝炎的发病无明显季节性；患者及 HBsAg 携带者男多于女；发病年龄在低发区主要为成人，在高发区主要为儿童，而成人患者多为慢性肝炎；一般散发，但常见家庭集聚现象。丙型肝炎见于世界各国，主要为散发，多见于成人，尤以输血与血制品者、药瘾者、血液透析者、肾移植者、同性恋者等为著；发病无明显季节性，易转为慢性。丁型肝炎在世界各地均有发现，但主要聚集于意大利南部，在我国各省市亦均存在。戊型肝炎的发病与饮水习惯及粪便管理有关。常以水流行形式出现，多发生于雨季或洪水泛滥之后，由水源一次污染者流行期较短（约持续数周），如水源长期污染，或通过污染环境或直接接触传播则持续时间较长。发病者以青壮年为多，儿童多为亚临床型。

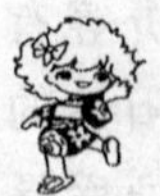

7. 病毒性肝炎的临床分型

（1）病原学分类：可将病毒性肝炎分为五型，即甲、乙、丙、丁、戊。

（2）临床分类：可分为以下几型。

①急性无黄疸型肝炎。这是病毒性肝炎中最常见的类型，以乙型、丙型、丁型肝炎多见，一般此类肝炎临床症状较少，丙氨酸转氨酶升高水平较低，组织学改变轻，病死率较低，但病程可迁延较长时间，有“三慢”特点，发病慢、恢复慢、迁延也慢（慢指长的意思）。

②急性黄疸型肝炎比起无黄疸型肝炎来说相对较少，病情常为自限性，预后多良好，但少数可发展成重型肝炎。

③慢性肝炎可分为慢性迁延性肝炎及慢性活动性肝炎。

④重型肝炎可分为急性重型肝炎、亚急性重型肝炎和慢性重型肝炎。

⑤淤胆型肝炎。

以上方案分型能从病因、肝炎的严重程度及预后作出判断，但因多年的习惯，目前还未能全部应用。

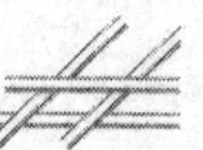

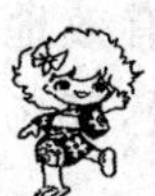

8. 乙型肝炎对人类危害最大

(1)甲型肝炎:因饮水被污染或大量食用被甲型肝炎病毒污染的贝类都可引起大流行。1988年,在上海发生过因食用含有甲型肝炎病毒的毛蚶,曾引起30万人发病。战争期间的军队、平民,因卫生条件差也可引起大的流行。工厂流行要停产,学校流行要停课,增加了社会负担及恐慌。

(2)危害最大的是乙型肝炎:这是因为感染后,可以成为无症状病毒携带者。新生儿期及3岁以下的婴幼儿感染后大多数成为表面抗原或病毒携带者,这些携带者中的一部分能发展成急、慢性乙型肝炎、肝硬化或肝癌。因为肝硬化和肝癌发展历程很长,需30～40年,故婴幼儿感染了乙型肝炎病毒并成为病毒携带者,发展成肝硬化和肝癌的可能性要大于成年人乙型肝炎病毒感染。但这里不是说凡是感染过乙型肝炎病毒的人都会有不好的后果,而是指感染了乙型肝炎病毒后迁延不愈,血中总带有乙型肝炎表面抗原或乙型肝炎病毒的人及慢性乙型肝炎患者。这些人很难治愈,慢性乙型肝炎患者中25%前景不好,但有75%的人仍然有恢复的可能。

(3)丙型肝炎病毒:至今尚未看到确切的病毒形态。但它的传播方式和乙型肝炎一样,因丙型肝炎病毒在血中的浓度远低于乙型肝炎病毒,精液、唾液、阴道分泌物中虽也有病毒排出,但是数量不大,传染作用小。因此,预防丙型肝炎主要是防止病从血入,现在我国的丙型肝炎试剂已达到国际先进水平。所以可使输血后丙型肝炎减少到1/6 000/血单位。但必须经采血站进行检测和医院使用前用最好的丙型肝炎试剂再测,方可达此目的。职业献血员的血不能用,家属的血未经乙、丙型肝炎血清感染指标的检测也不能用。防止病从血入就能有效地预防丙型肝炎。丙型肝炎病毒的致病性较弱，起病缓慢，50％以上可以演变成慢性肝炎，治疗起来很麻烦。

(4)丁型肝炎病毒是一缺陷病毒，因为它的外膜是乙型肝炎表面抗原，核心部分才是丁型肝炎病毒的成分。为此，丁型肝炎病毒除与乙型肝炎病毒共同或重叠感染外，不可能单独感染。一旦乙型肝炎患者感染了丁型肝炎，尤其是慢性乙型肝炎患者感染了丁型肝炎病毒，病情会加重。

(5)戊型肝炎：因饮用水源被戊型肝炎病毒污染，曾经造成数万乃至数十万人的大流行，如印度、尼泊尔、缅甸、中国的新疆南部地区等，还有些因聚餐等活动引起的食源性局部小流行。孕妇患病后13％～39％死亡，病死率高于甲型肝炎孕妇的病死率。

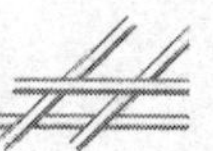

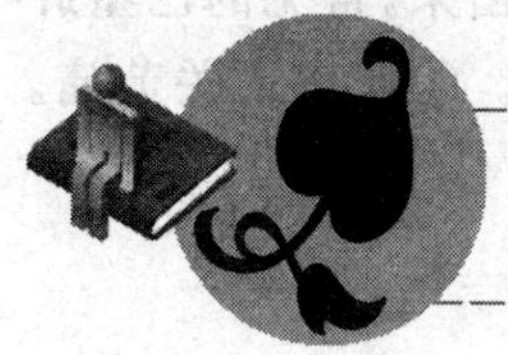

二、乙型肝炎的“三联疗法”

(一)乙型肝炎的概念及治疗原则

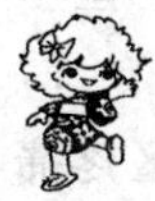

1. 乙型肝炎的一般常识

乙型肝炎是由乙型肝炎病毒引起,通过血液与体液传播,具有慢性携带状态的传染病。本病在我国广泛流行,人群感染率高,是最常见的肝病,也是当前危害人类健康最严重的传染病。我国乙型肝炎病毒携带者有1.2亿左右,慢性乙型肝炎患者约有3000万,其中10%～30%可以发展为肝硬化。肝硬化患者中,每年有1%～4%可以发展为肝癌。

乙型肝炎病毒主要通过血液和其他体液排出体外,并通过注射或非注射途径进入易感者体内。注射途径包括输血及血制品、集体预防接种、药物注射和针刺等方式。随着献血员的筛选、血制品的净化和一次性注射器和针灸针的推广使用,经注射的传播所占比重将逐渐下降。而非注射途径包括母婴传播、生活上的密切接触、手术和血液的接触等传播途径将为最主要的传播途径。由于乙型肝炎病毒可通过唾液、精液和阴道分泌物排出,因而性接触也是乙型肝炎的重要传播途径。

症状,致使许多乙型肝炎病例没能被诊断出来,常见的乙型肝炎症状有:①食欲缺乏。②乏力。③低热。④肌肉或关节痛。⑤恶心、呕吐。⑥腹痛。

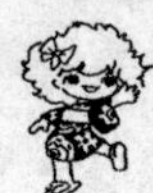

2. 乙型肝炎的类型

不少人由于不知道乙型肝炎有哪些症状,往往把全身所有的不舒服都算在乙型肝炎的头上。如有的人主诉很多,但是医生检查却一切正常;有的人则过于大意,直到出现了腹水、消化道出血才看病,延误了诊治时间。知道乙型肝炎的常见症状和体征,就可以了解自己病情的轻重和变化,也可以减轻一些不必要的心理负担。

在医学上,将患者感觉到的异常称症状,如恶心、肝区疼痛等;将医生看得见、摸得着的称体征,如肝大、腹水等。症状和体征统称临床表现。和许多疾病一样,乙型肝炎的临床表现差异很大。根据临床表现的不同,感染乙型肝炎病毒后常分为以下几种类型。

(1)乙型肝炎病毒携带者:如果没有症状和体征,肝功能正常,仅仅是乙型肝炎表面抗原(HBsAg)阳性,不论是“大三阳”或是“小三阳”,也不论乙型肝炎病毒-脱氧核糖核酸(乙型肝炎病毒-DNA)阳性或阴性,均称乙型肝炎病毒携带者。它占乙型肝炎感染者中的大多数。值得注意的是,有的人虽然没有症状,甚至肝功能也正常,但是肝脏存在慢性炎症,如果不治疗,最终可以发展为肝硬化,这些人其实不是真正的携带者。因此,如果没有肝组织学检查的证据,要进行长期的、动态的观察,才能作出准确的诊断。

(2)急性乙型肝炎:病程在半年内称急性乙型肝炎,一般起

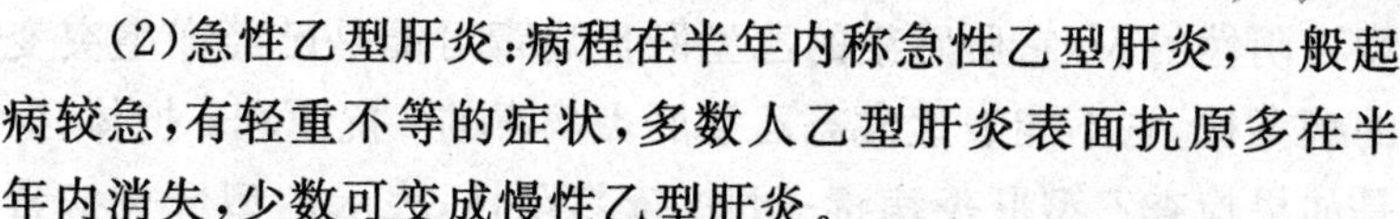

(2)急性乙型肝炎:病程在半年内称急性乙型肝炎,一般起病较急,有轻重不等的症状,多数人乙型肝炎表面抗原多在半年内消失,少数可变成慢性乙型肝炎。

(3)慢性乙型肝炎:病程超过半年称慢性乙型肝炎,可有轻重不同的症状,迁延不愈,反复发作。如果没有乙型肝炎病史,也没有近期的化验结果,首次发病有时很难判断是急性乙型肝炎还是慢性乙型肝炎。

(4)重型乙型肝炎:病情发展迅猛,症状很重,如不积极抢救,可危及生命。

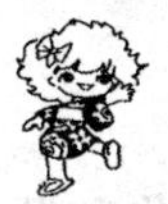

3. 乙型肝炎“两对半”和“大三阳”、“小三阳”的临床意义

乙型肝炎“两对半”即乙型肝炎五项,是确诊和了解乙型肝炎病情的重要依据。包括:乙型肝炎表面抗原(HBsAg)、乙型肝炎表面抗体(抗 HBs 或 HBsAb)、乙型肝炎 e 抗原(HBeAg)、乙型肝炎 e 抗体(抗 HBe 或 HBeAb)、乙型肝炎核心抗体(抗 HBc 或 HBcAb)。

由于在肝细胞中,核心抗原已被全部装配成乙型肝炎病毒,血清中没有游离的核心抗原,故在周围血液中只能检测到第三对中的半对,即核心抗体,故称“两对半”。

“大三阳”是指表面抗原、e 抗原和核心抗体检测均是阳性。一般认为,“大三阳”传染性相对较强,同时演变成慢性乙型肝炎的可能性也比较大。

“小三阳”是指表面抗原、e 抗体和核心抗体检测均是阳性。“大三阳”和它的区别是前者 e 抗原阳性。它通常是由“大三阳”转变而来,是人体针对 e 抗原产生了一定程度的免疫力。

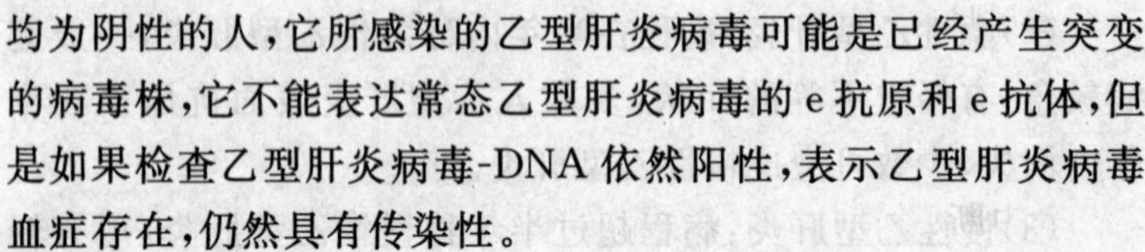

均为阴性的人，它所感染的乙型肝炎病毒可能是已经产生突变的病毒株，它不能表达常态乙型肝炎病毒的e抗原和e抗体，但是如果检查乙型肝炎病毒-DNA依然阳性，表示乙型肝炎病毒血症存在，仍然具有传染性。

无论“大三阳”抑或是“小三阳”，只是反映人体内携带病毒的状况，均不能反映肝脏功能的正常与否，因而不能用来判断病情的轻重。要想了解肝功能的情况，最好是定期(3～6个月)到医院做一次肝功能和乙型肝炎“两对半”检查。

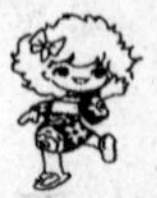

4. 治疗乙型肝炎的宗旨

在慢性乙型肝炎患者中，有相当一部分发展为肝硬化和肝细胞癌(肝癌)。延缓乙型肝炎向肝硬化和肝癌发展才是乙型肝炎治疗的最终目的，抗病毒治疗是必需的手段。

(1)坚持抗病毒治疗：研究显示，在没有进行抗病毒治疗的患者中显著肝纤维化、严重肝纤维化和肝硬化的患病率分别为45%、32%和22%；而接受抗病毒治疗者，肝硬化患病率则大大降低。应用拉米夫定抗病毒治疗，在3年时间可显著减缓疾病进展，将肝癌发生率减少一半。

抗病毒治疗不能直接清除乙型肝炎病毒，但可以将病毒抑制在较低水平。目前所有口服核苷(酸)类似物抗病毒治疗遵循“长期抗病毒治疗，彻底抑制病毒复制”的原则。

(2)坚持长期治疗、定期检测：医生要教育患者意识到抗病毒治疗必须持久，没有捷径可走。在取得阶段性胜利后，乙型肝炎患者仍需踏踏实实走好每一步，坚持长期抗病毒，坚持定期随访检查。

(3)制订合理的治疗方案：治疗方案除了考虑药物疗效外，

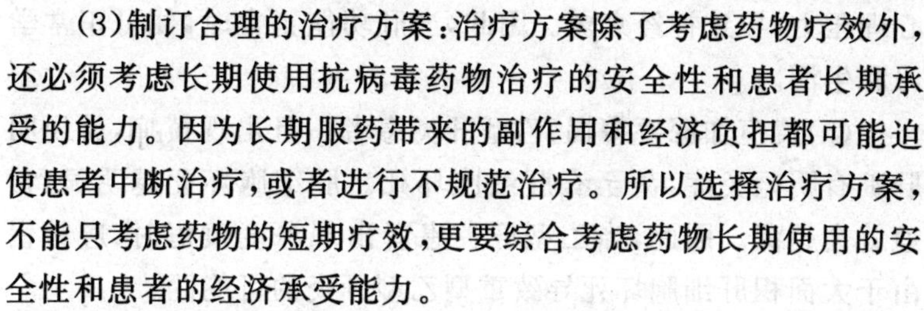

(3)制订合理的治疗方案:治疗方案除了考虑药物疗效外，还必须考虑长期使用抗病毒药物治疗的安全性和患者长期承受的能力。因为长期服药带来的副作用和经济负担都可能迫使患者中断治疗，或者进行不规范治疗。所以选择治疗方案，不能只考虑药物的短期疗效，更要综合考虑药物长期使用的安全性和患者的经济承受能力。

总之，乙型肝炎治疗要打持久战，遵循“共抗乙型肝炎 123”原则:一定要选择抗病毒治疗;做到两个坚持(长期治疗，定期检测);实现三个减少(肝硬化、肝癌减少，药物不良反应减少，经济负担减少)。

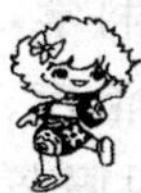

5. 治疗乙型肝炎的六个原则

(1)树立信心战胜病魔:要充分认识慢性乙型肝炎治疗是一个长期的过程，治疗时间特别是抗病毒药物治疗的时间一般都比较长。而对于慢性乙型肝炎来说，半年的疗程是不够的，需要接受较长时间的治疗。对于疗效不佳或疗效出现较迟的患者，应树立信心，坚持用药，相信一定能战胜病魔。

(2)切忌多用药和滥用药:对于无症状的慢性乙型肝炎患者一般不需要用药。有的患者总以为有病就一定要吃药，吃了药就有安全感，其实不然，大多数乙型肝炎患者是不需要用药的。不恰当的用药不但不安全，往往还会加重肝的负担或其他相关的药物不良反应。用药一定要在医生的指导下进行。

(3)戒烟和忌酒:因为酒精不但直接损害肝脏，会使病情加重，而且会影响抗病毒药物的治疗效果。而尼古丁同样对人体有巨大的损害。

(4)休息、营养要适度和科学:由于过分的休息和营养可导

心理压力，导致神经衰弱。因此，当肝功能正常时，便可正常学习和生活。

(5)黄疸加深要警惕：乙型肝炎患者一旦出现黄疸，就说明肝脏有明显炎症，甚至有肝细胞坏死。肝细胞坏死越明显，黄疸就会越深。因此，当乙型肝炎患者出现深度黄疸时，应警惕由于大面积肝细胞坏死导致重型乙型肝炎的可能性。

重型乙型肝炎越早接受治疗效果越好；中期治疗效果较差，治愈好转率仅为50%左右；到了晚期，则失去了抢救治疗的机会，其病死率高达90%左右。因此，当乙型肝炎患者出现黄疸时应及时卧床休息，尽快到医院救治。

(6)牢记科学治病持之以恒：乙型肝炎患者治病要讲科学，不要听信一些非法小广告的宣传，选择正规的医院接受治疗。在接受药物治疗时应遵医嘱，坚持按时服药。如果不按时服药会影响疗效，也会增加药物的不良反应，抗病毒药物还容易引起耐药现象的发生。

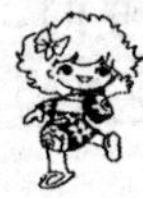

6. 治疗乙型肝炎的三个阶段

治疗中最容易达到的第一阶段是“解决温饱”。必须持续抑制乙型肝炎病毒复制，使肝功能恢复正常。第二个阶段是“达到小康”。e抗原转阴，出现e抗体，即e抗原血清学转换，病情缓解。通俗的讲法就是三驾马车，丙氨酸转氨酶(ALT)正常、乙型肝炎病毒-DNA转阴、e抗原血清学转换。这样，绝大多数患者发生肝硬化、肝癌的几率就会降低。在取得e抗原血清学转换的基础上，有条件的患者可以“奔向富裕”，实现第三阶段即表面抗原转阴，最后出现表面抗体，即表面抗原血清学转换。国内外临床资料认为，实现e抗原血清学转换是获得表

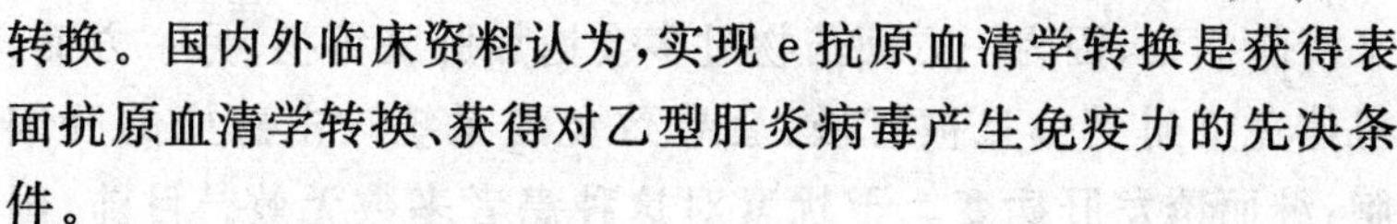

转换。国内外临床资料认为,实现e抗原血清学转换是获得表面抗原血清学转换、获得对乙型肝炎病毒产生免疫力的先决条件。

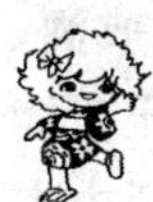

7. 治疗乙型肝炎的六个步骤

第一步:确定病情。去正规医院再次检查,确认自己是否真的染上了慢性乙型肝炎及病情轻重。

第二步:寻找治病时机。慢性乙型肝炎病毒携带者不需要治疗,治疗会打破原本平静的免疫平衡状态,适得其反。最佳的治疗时机是免疫耐受被打破,丙氨酸转氨酶升高且不能自行缓解时。

第三步:制订治疗方案。要考虑经济上能否承担得起。至于选择西医还是中医则要看时机,比如在肝功能正常时期,可发挥中医调节免疫的能力,而在丙氨酸转氨酶上升时期,中西药都有效,可结合进行治疗。

第四步:定期复查。务必遵医嘱,定期复查。

第五步:打好持久战。慢性乙型肝炎可能会复发、演变,甚至恶化,治疗可能会往复循环2～4个疗程。

第六步:注意生活习惯。心理上要认识到疾病的严重性、顽固性,培养良好的生活习惯,加强体育锻炼,对自己的病情要尽量保密,但要避免传染他人。

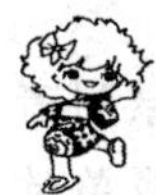

8. 不同乙型肝炎患者的处理

(1)不需要治疗的慢性乙型肝炎:如果临床上缺乏症状、肝脾不大,肝功能正常,则多数为无症状性携带状态。对于这种

来清除病毒，因为一方面药物过多会增加肝脏负担，另一方面，机体免疫耐受一旦被打破，会导致免疫系统攻击感染的肝细胞，继而诱发肝病变。干扰素对这种患者多数无效。目前，国际上专家共识是可以暂时不治疗，只需保持良好的心态、戒酒、不过度疲劳，不使用损肝药物，每半年到医院检查一次肝功能和B超。如果对乙型肝炎病毒携带者进行肝活检，发现肝内有明显炎症者，为防止这些患者快速发展为肝硬化和肝癌，可以考虑进行抗病毒治疗。

(2)需要治疗的慢性乙型肝炎：对于丙氨酸转氨酶反复升高，症状多且重，表面抗原、e抗原、核心抗体均阳性即所谓“大三阳”的慢性乙型肝炎患者，必须进行抗病毒、保肝和抗纤维化治疗。以使病毒复制迅速得到抑制，减少肝细胞损害，减轻肝纤维化，从而阻断肝硬化的发生。即使患者不是“大三阳”但只要肝功能长期不正常，或已有肝硬化的早期表现，仍需抗病毒治疗，可应用对病毒有直接抑制作用的药物，也可应用免疫调节药物，通过强化机体免疫功能而抑制病毒。

另外，不同状态的慢性乙型肝炎病毒感染者，如有生化或病理学肝病证据，不论有无肝硬化均宜采用活血化瘀为主的抗纤维化治疗，也可用中药复方制剂。治疗的目标是减少肝细胞损伤，保护肝脏功能，并让患者的肝功能基本维持正常，维持其终身不出现肝功能衰竭。对病毒复制活跃，肝损害明显的患者，关键是抗病毒治疗，根据病情要联合保肝降酶、调免疫、抗纤维化等综合治疗。

(3)不宜抗病毒治疗的患者：化验检查两对半，e抗原阳者(大三阳)或乙型肝炎病毒-DNA阳性，乙型肝炎小三阳或单纯表面抗原阳性，且乙型肝炎病毒-DNA为阴性，一般不做抗病毒治疗。大三阳，肝功能正常，肝脏无病理损伤，不宜做抗病毒治

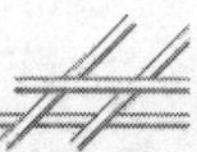

治疗。大三阳，肝功能正常，肝脏无病理损伤，不宜做抗病毒治疗，此时用药难奏效；病情处于轻度（慢性迁延性乙型肝炎阶段），中度或重度患者血清胆红素降为正常或接近正常时，晚期肝硬化，早期肝硬化阶段，重型乙型肝炎阶段，均不宜使用抗病毒治疗。

对于病程较短，成人时感染的乙型肝炎，女性患者，不合并有丁型肝炎或丙型肝炎，治疗前丙氨酸转氨酶水平较高者（乙型肝炎病变活动者），病毒水平较低者，反之病程长，婴幼儿时就感染者，合并其他类型肝炎病毒感染，丙氨酸转氨酶正常时，疗效相对较差。急性乙型肝炎患者，伴有骨髓抑制或糖尿病的患者不适合抗病毒治疗。

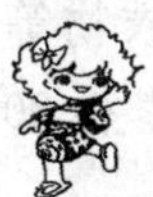

9. 乙型肝炎病毒携带者的护肝原则

（1）谨慎用药，护肝第一：“是药三分毒”。肝脏是负责解毒的脏器，任何药物都可能加重肝脏的负担。因此，不论是何种药，能不用则尽量不用；确实需要用，应该在有经验的医生指导下谨慎选用，切忌滥用、多用。

（2）劳逸适度，保证休息：在工作和学习中，应该劳逸适度，切忌加班加点，少睡熬夜。可以适当锻炼身体，不要过度劳累。

（3）饮食清淡，新鲜皆宜：饮食的原则是清而不燥，淡而不咸，新而不陈，鲜而勿剩，尤其强调应严禁饮酒。

（4）知足常乐，闻过则喜：情绪对肝脏影响很大。俗话说：“怄气伤肝。”有了知足常乐和闻过则喜这种境界和心态，自然会有利于乙型肝炎患者的长治久安。因此，要保持既来之则安之的良好心态。

（5）定期检查，保持警惕：一般每年检查一次B超、肝功能、

月检查一次，一旦发现肝功能异常，要及时去医院专科门诊就诊。时刻警惕，有备无患。

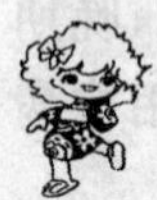

10. 乙型肝炎病毒携带者的处理原则

(1)保护肝脏：绝对戒酒，避免过劳，保持心情舒畅，合理营养，定期复查乙型肝炎病毒-DNA 及肝功能，必要时可服用维生素 C、肌苷片以增强机体抵抗力，忌盲目用药。

(2)抗乙型肝炎病毒治疗：在专科医生指导下用药，如选用干扰素、拉米夫定、抗乙型肝炎免疫核糖核酸，以及中成药等。

(3)家庭个人卫生处理：家庭其他成员可注射乙型肝炎疫苗预防感染。无症状乙型肝炎病毒携带者的生活用具、衣物等可用 0.2%的 84 消毒液浸泡(20 分钟)，餐具亦可采用蒸煮 30 分钟的办法消毒或分离使用。

(4)多补维生素：乙型肝炎病毒携带者摄取维生素不能只靠蔬菜、水果。一方面蔬菜、水果中的维生素含量不能满足携带者的要求；另一方面，相比蔬菜、水果，维生素片在体内吸收速度较快。乙型肝炎病毒携带者最好每天口服 1 片复合维生素。这是因为多种维生素能促进酶细胞分泌，帮助肝细胞进行正常工作，在肝脏的能量转化代谢中起着不可替代的作用。尽管乙型肝炎病毒携带者没有明显症状，但肝细胞中或多或少都有炎症或病毒，肝细胞消化和吸收能力较弱，如果不及时补充多种维生素，很可能造成肝细胞“超负荷”工作，让病毒和炎症有可乘之机，变得更加活跃，促使病情发展或恶化。

服用维生素时，注意选择复合维生素而不要自行组合配药，如选择维生素 C 加复合维生素 B、维生素 E 等。因为，复合维生素不仅有携带者所需的重要维生素，还有其他微量元素，

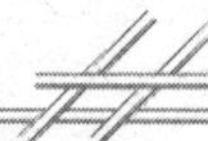

维生素不仅有携带者所需的重要维生素，还有其他微量元素，更重要的是元素间比例搭配均衡，利于人体吸收。

当然，乙肝病毒携带者最好定期去医院进行肝穿刺检查，如果检查结果在二度以上，平时有乏力、恶心、肝区不适、腹胀等症状时，说明肝组织炎症活跃，需服用抗病毒药物，如核苷类药等，每日 1 片，大概吃 1 年左右，但前提必须是在医生指导下用药。

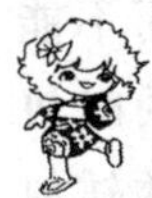

11. 急性乙型肝炎的治疗原则

由于目前无特效药物，乙型肝炎又是一种相对自限性疾病，所以在治疗上应强调急性期严格消毒隔离措施，合理休息、合理饮食、适当营养、注意对症，用药要保肝不伤肝。可因地制宜，结合有效的治疗经验，选择 1～2 种（方）中西医药物，以促进肝细胞修复。病初消化道症状较重，尿量减少，兼有黄疸者可适当静脉注射葡萄糖。一般情况下，对急性乙型肝炎不宜应用糖皮质激素。

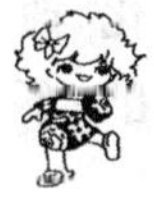

12. 慢性乙型肝炎的治疗原则

原则上讲，所有慢性乙型肝炎都需要治疗。有些患者认为丙氨酸转氨酶轻度升高，临床无自觉症状就不需治疗。其实不然，因为肝脏的炎症会导致肝脏的纤维化，最终导致肝硬化和肝功能衰竭，危及生命。一旦发生肝硬化，患者生活质量下降，寿命缩短，这时再治疗为时已晚。一般来说，丙氨酸转氨酶的变化能大致反映肝细胞炎症损伤的程度，丙氨酸转氨酶越高，治疗越要积极，如丙氨酸转氨酶升高超过正常值 10 倍，则需住

(1)合理休息、合理营养、良好心态：对于慢性乙型肝炎患者，不强调绝对卧床休息，可采取动静结合的方式进行活动，在病情波动不太大时，无黄疸时，可以从事一般的家务劳动，可以散步，只是不要做十分剧烈的体力活动。正视现实，正确对待疾病，是健康迅速恢复的重要前提。

(2)适宜、恰当的抗病毒治疗：所谓适宜、恰当的抗病毒治疗是指：①患者要有明确的病毒复制指标，这里要指出的是，乙型肝炎病毒-DNA 阳性要以斑点杂交法阳性作为依据，而不能仅以聚合酶链反应阳性作为指标。②选择抗病毒治疗的时机要恰当，宜选择患者疾病处于炎症最活跃的时期，丙氨酸转氨酶(ALT)应升高较明显，推论其肝活检处于慢性乙型肝炎轻或中型，如此才易取得更好的疗效。③为患者选择的抗病毒药种类合适，剂量恰当，疗程适宜。④严密观察，避免抗病毒药物不良反应的发生。⑤如果是联合用药，药物的搭配应合理。⑥选择的治疗药物应是患者的经济能力所能承受的。

(3)提高免疫增强药：为患者精心选择一两种方便、易得的免疫增强药，选择何种药物可因地、因人而异。种类不宜过多。

(4)药物宜精不宜乱：可从抗病毒、免疫调节、抗纤维化、改善症状等四方面入手。根据不同病情、不同病期、不同年龄、不同症状因人而异。

(5)联合用药：在考虑各种联合用药方案中，应注意联合不同作用机制的药物，如干扰素加胸腺肽、干扰素加日达仙、白细胞介素-2 加干扰素，白细胞介素-2 加拉米夫定等，不要选择作用机制相同的药物联合应用，如阿昔洛韦加拉米夫定。

(6)应避免疾病加重的诱因：如过度劳累、上呼吸道感染、腹泻、情绪的剧烈波动、对肝脏损伤药物的应用等。

(7)保持良好的生活习惯：肝硬化和肝癌多见于男性，这除

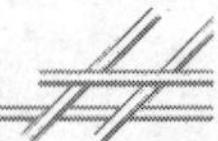

(7)保持良好的生活习惯:肝硬化和肝癌多见于男性,这除了男性的乙型肝炎病毒感染率明显高于女性外,男性酗酒现象较女性突出,是另一个重要原因。乙型肝炎患者必须绝对忌酒,即使是含有酒精的饮料也都不能饮用。

乙型肝炎患者的饮食应以糖类为主,多吃新鲜的蔬菜、水果,不要进食霉变的食物,如霉变的花生、大豆和谷物等。霉变的食物含有大量的黄曲霉毒素,与肝癌和食管癌明确相关。

(8)定期追踪:追踪时间因人、因病而异。追踪时,除检查肝功能外,重要的是应动态追踪B型超声波的变化,观察肝脏的大小,有无脾脏的增厚,门、脾静脉的增宽等。

(9)定期检查:慢性乙型肝炎病毒感染者无论有无临床症状都应定期接受检查。如果肝功能持续正常,可每隔半年到1年检查1次,检查项目包括肝功能和B超。

总之,强调三分药治,七分调理。在心理素质上要有克敌制胜的坚强斗争意志,精神要愉快,生活有规律,注意合理安排饮食,反对过度营养引起肥胖,除出现黄疸或丙氨酸转氨酶(ALT)显著上升时要卧床休息外,一般症状不多,丙氨酸转氨酶轻度升高时应适当活动,注意动静结合。用药切忌过多过杂,切勿有病乱投医滥用药,换药不宜太勤。选用抗病毒药、调整免疫药、活血化瘀药、抗纤维化和促进肝细胞再生药物时,一定要有医生指导。患者久病成医,可注意学习肝病自我疗养的知识。

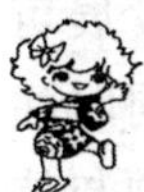

13. 慢性乙型肝炎的治疗目标

慢性乙型肝炎的治疗目标,最终应是从人体内清除乙型肝炎病毒,慢性乙型肝炎才能治愈。但到目前为止,还没有一种

慢性乙型肝炎临床治疗目标是：①抑制乙型肝炎病毒的复制，使之能长期抑制。②改善肝功能，使丙氨酸转氨酶（ALT）恢复正常，并防止复发。③减轻肝组织病变，包括炎症、坏死和肝纤维化。④提高生活质量。⑤减少肝硬化和肝癌的发生。也就是说，要通过持续抑制乙型肝炎病毒复制，阻止疾病进展至肝硬化、肝癌。

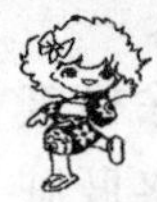

14. 慢性乙型肝炎的治疗方法

（1）抗乙型肝炎病毒治疗：此法是首要治疗，只有抑制乙型肝炎病毒复制，才能使肝功能和肝组织病变得到改善。目前，国际批准的抗乙型肝炎病毒药有α-干扰素、拉米夫定和阿德福韦酯等。其他尚有思地卡韦等正在国内外做四期临床试验。而市场上众多声称具有抗病毒作用的药物多数是名不副实的。抗乙型肝炎病毒药宜用于丙氨酸转氨酶（ALT）升高和乙型肝炎病毒复制的慢性乙型肝炎患者，不宜用于丙氨酸转氨酶（ALT）正常的慢性乙型肝炎病毒携带者。

（2）免疫调节治疗：目前应用的多为非特异性免疫调节药，如胸腺肽左旋咪唑涂布剂和中医中药等。

（3）抗炎和改善肝功能治疗：有抗炎作用的药物可减轻肝脏炎症、坏死和纤维化病变，并能改善肝功能。

（4）抗肝纤维化治疗：慢性乙型肝炎患者在发生肝脏炎症、坏死病变时，还同时存在或继发肝纤维化病变，进一步发展可演变为肝硬化。因此，在慢性乙型肝炎的治疗中，还应同时注意抗肝纤维化治疗。抗肝纤维化治疗应根据患者情况，须与抗乙型肝炎病毒、抗炎治疗同时进行。

对慢性乙型肝炎进行正规、系统、综合治疗尤为重要，这样

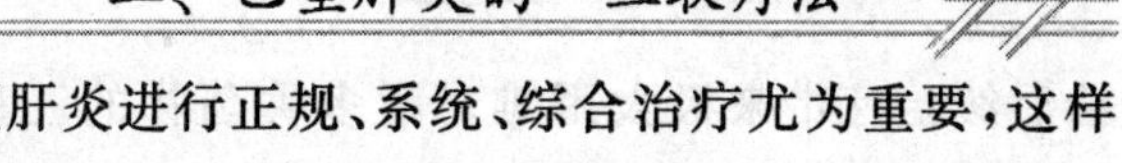

二、乙型肝炎的“三联疗法”

对慢性乙型肝炎进行正规、系统、综合治疗尤为重要，这样可明显提高治愈率。

①正规治疗。即到正规医院的肝病专科进行规范治疗，因为这样的专科一般都采用国内外公认的有效疗法，积累了丰富的成功经验，并且有各级医生把关，有各种制度规范，一般不会出现失治、误治的问题。有的患者总是跟着广告走，不是瞎买药，就是到处找名医。须知有名的“名”，不一定是明白的“明”。往往是病没有治好，还花了不少冤枉钱，更可惜的是本来有治愈的时机也给错过了。而正规医院的治疗一般是不会出现这些问题的。

②系统治疗。即应用正规治疗方案连续治疗，不要半途而废。因为慢性乙型肝炎是一种慢性疾病，起病慢，好得也慢，治疗并非一朝一夕之事，须有信心，有耐心，有恒心才行。

③综合治疗。既要用中西医药物治疗，还要进行心理治疗、食疗，以及康复锻炼等。因为慢性乙型肝炎患者往往久病成医，见多识广，思想负担过重，一般都需要心理治疗，树立治愈的信心，做到“在战略上藐视它，在战术上重视它”。既要认真对待，又不能包袱太重。针对慢性，“三分治疗，七分调养”是很有道理的。通过综合治疗一般是能够达到理想效果的。

另外，与乙型肝炎病毒斗争犹如拳击比赛，要想击打到对方的要害，出击时机很重要。随着抗乙型肝炎病毒药物越来越多，刚开始治疗时就应选择强效抗病毒的药物，直接狠击乙型肝炎病毒这个要害。

治疗过程中如发生耐药，原本有效的抗病毒药物，抑制病毒的能力会大大降低，即便增加剂量或更换药物，疗效也不如在初治时就选择强效、低耐药的药物效果好。

同时，耐药还会造成病情反复、病情恶化等不良后果，更为

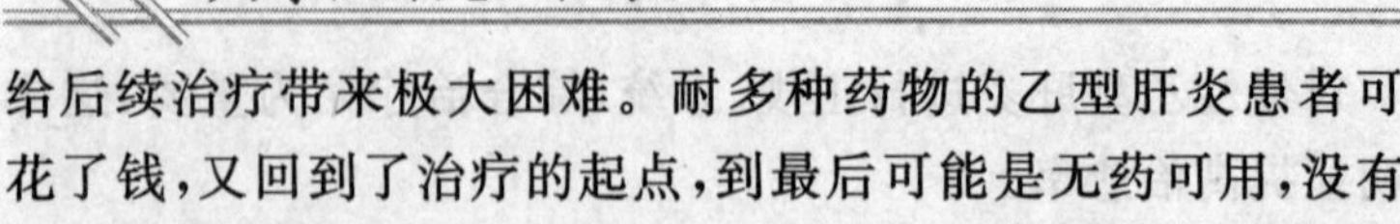

给后续治疗带来极大困难。耐多种药物的乙型肝炎患者可能花了钱，又回到了治疗的起点，到最后可能是无药可用，没有治疗方法可选择。

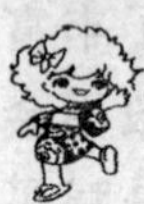

15. 慢性乙型肝炎患者需要终身监测

目前尚无法彻底根治慢性乙型肝炎这一顽疾，但是定期监测、合理用药，有可能及时发现问题，阻断或缓解病情发展，提高生活质量。

(1)慢性乙型肝炎病程漫长，病情进展是一个由量变向质变发展的过程，量变发生在平常生活的日子里，进程隐匿，患者身体往往没有明显不适，生活和工作一切正常，这种假象往往使乙型肝炎患者放松了警惕，忽略了定期复查和随访。

(2)乙型肝炎病毒一旦侵入机体，往往以肝脏为“大本营”进行复制，病毒感染肝细胞核，形成共价键闭合环状DNA，这种超螺旋结构是病毒复制的模板，由于其结构稳定，并潜藏于肝细胞内，要想将它清除非常困难。目前抗病毒药物如使用得当，有可能将游离在血液中的病毒清除，但是不可能清除肝细胞内整合状态的病毒，只要一停药，肝细胞内的病毒模板又会不断复制出新的病毒释放到血液中，因此病毒“巢穴”难以捣毁，病毒会长期潜伏，定期检查可以了解病毒的复制情况和变异情况。

(3)不要被某些“假象”所迷惑，放松了警惕。有些患者经过积极治疗，达到了某些病毒指标转阴、肝功能正常的目的，获得临床痊愈，因而放弃了随访和复查，认为自己的病全好了，没有必要再到医院看病了。这些患者表面上看是没有什么问题了，但是肝脏内的问题有可能依然存在。要知道，乙型肝炎病

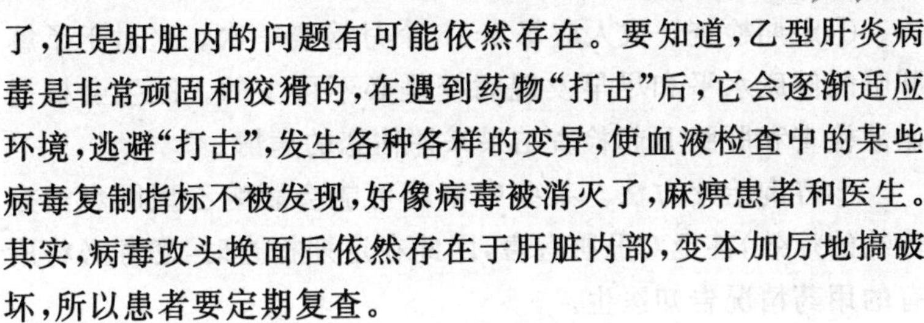

了，但是肝脏内的问题有可能依然存在。要知道，乙型肝炎病毒是非常顽固和狡猾的，在遇到药物“打击”后，它会逐渐适应环境，逃避“打击”，发生各种各样的变异，使血液检查中的某些病毒复制指标不被发现，好像病毒被消灭了，麻痹患者和医生。其实，病毒改头换面后依然存在于肝脏内部，变本加厉地搞破坏，所以患者要定期复查。

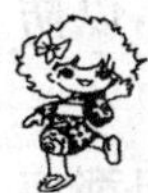

16. 战胜乙型肝炎一定要树立信心

一旦患上了乙型肝炎，许多人往往会忧心忡忡。但从疾病康复的角度出发，还是应该及时调整好自己的心态，以积极的态度面对疾病。

(1)树立信心的前提：树立信心的前提在于客观地了解乙型肝炎防治知识。虽然目前乙型肝炎还不能被完全治愈，但随着医学界对乙型肝炎认识的逐渐深入，以及治疗药物的推陈出新，通过合理用药，控制乙型肝炎病情是完全可以做到的。

乙型肝炎抗病毒治疗周期较长，许多患者因此背上沉重的思想包袱，甚至以为自己永无出头之日了。其实，目前大多数慢性疾病，包括大家都很熟悉的高血压、糖尿病、冠心病等都需要长期、乃至终身服药。而这些慢性病患者在维持治疗期间，仍能正常地生活、学习和工作，且合理的治疗还能将疾病对于生活质量的影响降到最低水平。相反，持久的紧张情绪不仅于事无补，反而可能削弱机体的免疫功能，不利于康复。

总之，广大的乙型肝炎患者在确诊之后，一定要树立战胜乙型肝炎的信心，做好长期治疗的思想准备，并积极配合医生的治疗。

(2)得了乙型肝炎该注意什么：如果您被诊断为慢性乙型

①定期检查。成人应每3～6个月检查一次。这对于了解肝脏的健康水平和尽早发现病变是必不可少的。医生会根据血液检查和肝脏B超检查结果来评估您的病情。

②咨询治疗方法。某些中草药可能会影响乙型肝炎治疗药物的疗效，甚至对肝脏有害，因此在定期检查时，您务必将所有的用药情况告知医生。

③戒除烟酒。还要戒烟和避免饮用含有酒精的饮料，以防烟酒进一步损害肝脏。

④孕妇一定要将乙型肝炎病情告知医生。所有孕妇都应进行乙型肝炎筛查。在婴儿出生后12小时内注射乙型肝炎疫苗非常重要，因为如果产妇在分娩时将乙型肝炎病毒传播给了婴儿，将有90%的可能发展为慢性乙型肝炎感染。而在出生后的12小时内及时注射疫苗，可使95%的婴儿免除感染乙型肝炎病毒的风险。

(3)接受乙型肝炎防治教育：对于大多数慢性病（如高血压、糖尿病、慢性乙型肝炎）患者来说，主动进行自我教育的患者往往能获得更好的治疗效果。同样，对于乙型肝炎患者来说，主动接受疾病防治教育的好处在于：

①了解疾病。知道乙型肝炎怎样发病、疾病会如何进展、如何防止乙型肝炎病毒传染给家人、可以采取什么方法控制疾病和预防并发症的发生等，掌握了这些知识可以使乙型肝炎患者及其周围的人消除对疾病的恐惧心理。

②采取健康的生活方式。充足的睡眠、合理的饮食、戒酒戒烟等，注意这些生活细节能够帮助乙型肝炎患者增强自身抵抗力。

③明确正确的治疗目标。了解不同药物的作用特点，可帮助患者对治疗树立信心，并配合医生完成疗程。

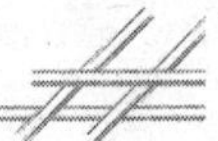

助患者对治疗树立信心，并配合医生完成疗程。

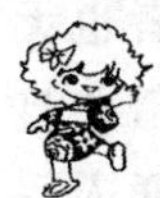

17. 慢性乙型肝炎治疗的“休止符”

（1）“大三阳”四成能转阴：替比夫定治疗第三年，继续保持强病毒抑制能力及高e抗原转换率（俗称“大三阳转小三阳”）。e抗原阳性患者（俗称“大三阳”患者）中，乙型肝炎病毒检测不到的达70%。同时，e抗原血清转换率高达42%。e抗原阴性患者（俗称“小三阳”患者）中，乙型肝炎病毒检测不到的达83%。

针对治疗耐药问题和停药后反弹问题，3年研究数据表明，耐药是可以预测、管理的。e抗原阳性患者和e抗原阴性患者接受替比夫定治疗24周时如果病毒DNA检测不到，治疗第3年的耐药发生率分别为6%和5%。此外，接受替比夫定治疗的患者在停药后，还能继续维持较高的e抗原血清转换率，从而降低了病情复发的风险。

（2）乙型肝炎患者有机会停药：近年来，临床上越来越重视e抗原转换的意义，即患者停药的机会。不同于高血压和糖尿病等慢性疾病，乙型肝炎治疗不需终身服药。根据《2008年新版亚太肝病学会慢性乙型肝炎管理指南》的要求，如果e抗原阳性慢性乙型肝炎患者实现了e抗原血清学转换及乙型肝炎病毒DNA检测不到，即实现了“双达标”后，再坚持治疗一年完全有希望停药。而且，患者今后出现肝硬化、肝癌的风险也会大大降低。现在规范乙型肝炎治疗需要充分了解患者对于疗效和疗程的需求，综合考虑各方面的因素，为患者制订切实可行的治疗方案。

2008年的一项调查结果显示，近25%的患者只愿意接受

乙型肝炎。这些想法虽然不够科学实际，但也反映了患者的需求。虽然治愈乙型肝炎目前仍不现实，而且绝大多数患者也无望实现表面抗原阴转，但如果能帮助患者实现科学停药，并且在停药后病情不反复，至少可以保证他们基本可以像普通人一样正常学习、工作和生活。他们不用担心药费、不用担心药物的副作用或耐药现象，精神压力、社会压力也会减轻。选择正确的药物、合理的方案，经过科学的抗病毒治疗，最终实现停药，不仅是可能的，而且也是满足大多数患者需求的治疗道路。

目前，国内外的指南都提出了慢性乙型肝炎治疗的长期目标，就是延长生存期和提高生活质量。而大量研究和临床实践也证明，乙型肝炎治疗双达标后，可以让病情稳定，取得比较长的生存期和较高的生活质量。这就体现出了短期的治疗达标是实现长期治疗目标的重要基础，以替比夫定为例，患者治疗三年双达标的几率可以达到40%以上。以后我们更希望患者能实现表面抗原的转换，这是理想目标，目前能够实现双达标是比较现实的目标。

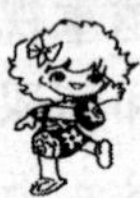

18. 乙型肝炎复发后要及时再治疗

慢性乙型肝炎患者在临床治愈后常会复发，即使在接受正规、系统的抗病毒治疗之后，在停药阶段仍然避免不了复发，这就是患者们常说的“又犯病了”。多次复发，肝脏将逐渐发生纤维化，直到发展成肝硬化。

(1)如何发现乙型肝炎复发：乙型肝炎的复发往往不是暴风骤雨式突然袭来，而是“悄悄地”到来，有时自己不能察觉，或症状不明显而被忽视了。为了及时发现复发，应做到如下几点要求。

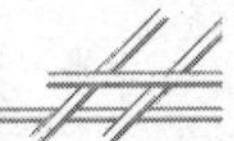

要求。

①自己和周围亲人要牢记定期复查肝功能，最初每三个月复查一次，一年后无变化可改为每六个月复查一次。如感到乏力、不爱吃东西时，应随时复查。主要看丙氨酸转氨酶（ALT）的变化，虽然 ALT 升高并不能肯定就是乙型肝炎复发，但不能大意，应及时请医生诊断。

②在复查肝功能时，还应复查 HBV 标志物及病毒负荷量，例如 e 抗原是否又出现了，e 抗体是否又消失了，乙型肝炎病毒 DNA 定量是否又升高了，从而了解 HBV 是否又开始进入复制活跃状态。

③定期复查血清肝纤维化标志物。目前各地专科医院已开展这一检测项目，如透明质酸（HA）、血清Ⅲ型前胶原（PCⅢ）、层黏蛋白（LN）等，国内研究认为这几项指标可以反映肝纤维化情况，当然也要综合分析，医生在必要时提出加用抗纤维化药物，应予以配合。

④查血清甲胎蛋白（AFP），这是肝癌血清标志物，中年以上患者不要忘记查这一项目，对早期发现肝癌有很大意义。

⑤每 3～6 个月检查一次 B 超，可动态观察肝脏情况，对肝纤维化、脂肪肝等都有诊断价值。

⑥自我感觉。如果近期食欲不好或感到乏力、精力明显下降，这时就要引起重视；肝区有无不适或疼痛；视力如何，慢性乙型肝炎患者肝功能不良时，可发生夜间或傍晚视力减弱，暗适应差，甚至发生夜盲。

此外，自我观察很重要。如果发现面色晦暗、污秽，眼白发黄，或尿色发黄时，应及时去找医生复查肝功能。

（2）复发后及时再治疗：乙型肝炎是否复发，应由医生诊断。发现问题不要拖，不要不以为然，更不要不知所措，而要态

效。据我们的经验，通过对复发患者的1～2次再治疗，相当一部分患者可较长时间稳定在轻度的慢性肝炎阶段，并非必然走向肝硬化、肝癌。

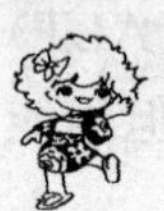

19. 慢性乙型肝炎需要长期随访

慢性乙型肝炎患者必须长期、定期门诊随访，积极配合医生，选择最佳用药时机。一旦符合条件，就应积极进行系统、规范的抗病毒治疗。用药期间，应定期到医院检查，密切监视病情变化、药物副作用和治疗效果，及时调整治疗方案。肝功能不正常的患者应一个月复查1次，肝功能正常的患者应三个月复查1次。同时，血常规、病毒指标等也应定期复查。

长期抑制乙型肝炎病毒复制，最大限度消耗病毒储备是一个循序渐进的过程，患者要有耐心。需要注意的是，必须规则用药，不可漏用、忘用或随意停用抗病毒药，以致达不到有效的血药浓度而影响了疗效。同时，有些患者接受了一段时间的抗病毒治疗之后，很快收到了一些效果，例如体内乙型肝炎病毒的含量下降了，或e抗原转阴了，这时候切勿凭自己的判断自行停止抗病毒治疗，必须咨询专科医生是否需要继续治疗。否则不仅起不到对乙型肝炎病毒的抑制作用，而且还可能加速耐药的发生，甚至使病毒的复制反弹，导致病情加重。

目前已经上市的几种口服核苷类药物（拉米夫定、阿德福韦酯、恩替卡韦、替比夫定等）是有效的治疗慢性乙型肝炎的抗病毒药物，能使患者血液中的病毒含量显著下降，丙氨酸转氨酶恢复正常，肝脏组织学改善。但是，随着治疗时间的延长，部分患者可出现病毒变异，使药物与病毒的结合能力下降，因而导致病毒耐药。

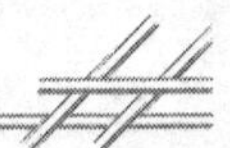

导致病毒耐药。

聚乙二醇干扰素α具有免疫调节和抗病毒的双重作用，通过有限疗程的治疗，可使更多的患者达到e抗原消失和e抗体出现的目标，获得持久的乙型肝炎病毒-DNA抑制；有的患者甚至达到了e抗原血清转换，以及更高的持续应答率。

总之，慢性乙型肝炎虽然不一定需要终身治疗，但必须长期随访、动态观察疾病的变化，发现情况后尽早进行针对性治疗。这对每一位乙型肝炎病毒感染的人都是非常必要的。

（二）乙型肝炎的西药治疗

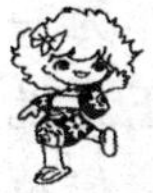

1. 乙型肝炎用药的“四项原则”

目前，治疗乙型肝炎尚存在许多不合理的用药情况，20%～30%的乙型肝炎患者病情加重与不合理用药有关。不少患者因为误治、乱治，以及“自治”导致病情加重。因此，乙型肝炎用药需要掌握“四项原则”：

(1)讲究安全性：治疗乙型肝炎用药首先要强调安全性，乙型肝炎患者病情易变化，疗程漫长，单一用药难以达到治疗目的，现多采用联合治疗，用药安全是首要的。多年以前曾经使用的多种乙型肝炎用药，后来被证实是不安全的，如阿糖腺苷、膦甲酸等，都有可能引起肾功能损害。目前使用的干扰素、拉米夫定等，同样存在严重的安全隐患，如果使用不当，选择不当或擅自停药都可能导致病情加重。

韦、无环鸟苷等已被证实为无效，现已逐渐淘汰。目前作为治疗乙型肝炎的主打药物——抗乙型肝炎病毒药物，公认的只有干扰素、拉米夫定等几种，其他标榜具有抗乙型肝炎病毒性质的药物，目前尚未得到一致认可。

另外，成百上千种所谓"保肝药物"，只有一部分具有改善肝功能、减轻肝脏炎症反应的作用。所以，患者用药必须认真选择，千万不可轻信街头广告和其他各种不实宣传。

(3)提倡经济性：治疗乙型肝炎花费大、药物贵是众所周知的。乙型肝炎患者病情反复无常，用药不断，不少患者因病致贫。因此，乙型肝炎患者用药一定要精打细算，少花冤枉钱。例如，具有保肝降酶功能的药物非常多，选择用药时，一定要考虑到经济承受能力，货比三家，选择价廉物美的药物，如甘利欣注射液。

许多新药远期疗效未定，加上价格十分昂贵，不宜作为一线药物推荐试用。例如，阿德福韦酯，国家药监局尚未正式批准该药进口上市，不少患者听说这种药物疗效好，可以替代拉米夫定，于是耐不住性子，四处打探求药。有的还从海外自行购药试用，耗资巨大，但是缺乏指导，对于用药的注意事项、剂量、疗程等一概不知，用药后期的不良反应难以预测。

(4)掌握适当性

①适当的药物。根据疾病与患者机体条件，权衡多种因素利弊，选择同类药物中最为适当的药物。例如，早期肝硬化患者，选择抗病毒联合抗肝纤维化药物同时使用，疗效最好。

②适当的剂量。干扰素治疗乙型肝炎非常普遍，但剂量的把握十分讲究。如果剂量太小，难以奏效；剂量太大，药物不良反应过强，患者身体难以承受。一般认为中国人的合适剂量为500万～600万单位/次，隔日1次使用。

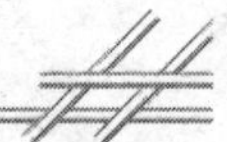

500万～600万单位/次，隔日1次使用。

③适当的时间。例如，长效干扰素每周使用1次，可以确保一周内患者血液中药物浓度基本保持在有效范围内，可以给患者减少痛苦和麻烦。

④适当给药途径。必须综合考虑用药目的、药物性质、患者身体状况，以及安全、经济、简便等因素。口服给药既便利，又经济，而且患者少受痛苦，静脉滴注不提倡轻易采用。

⑤适当的患者。治疗乙型肝炎强调个体化、因人施治的原则，譬如干扰素的治疗对象，一定要求病情处于丙氨酸转氨酶升高、乙型肝炎病毒复制指标阳性的患者；重度或重型的乙型肝炎患者不宜使用干扰素治疗。

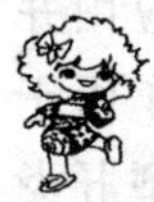

2. 乙型肝炎用药宜与忌

(1)宜早期用药，忌大意拖延：临床表明，大约80%的乙型肝炎病毒携带者并无明显不适，只有少部分患者在出现典型的肝病症状时，方可被发现。这种由潜伏状态到发病状态间隔时间很长，因此尽早发现，及时治疗，一般急性者都可痊愈，不向慢性化演变；慢性者及时用药，对预后也十分有益。

(2)宜综合治疗，忌单一片面：抗病毒治疗是乙型肝炎治疗的关键所在。但从目前看，尚无绝对有效的药物问世，故宜采取综合疗法。

①抗病毒治疗——抑制病毒的复制和消除病毒。

②减少肝脏炎症。

③促进肝细胞的恢复与再生。

④减少和防止肝纤维化。资料表明，近10余年来肝硬化的发病率明显增高，患者明显增多。其中绝大多数是由乙型肝

这与在过去的治疗中片面强调抗毒，忽视保肝，没有对肝细胞进行有效保护有密切关联。所以，单一的治疗难以奏效。

(3)宜适度用药，忌盲目随意：各种药物进入人体后，均由肝脏代谢和解毒，过多服用药物一是增加肝脏负担，二是有些药物具有肝毒性，会损伤肝细胞。每一种药物都有其适应范围，切不可以为服药时间越长越好，必须严格按照国家药典规定的剂量用药，不可随意超大剂量使用，只有谨慎合理用药，才能达到保肝解毒的目的。

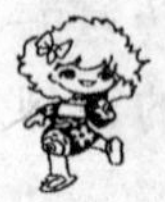

3. 乙型肝炎联合用药1+1要慎重

在临床工作中发现，多种抗乙型肝炎病毒药物联合应用并不少见，很多人对此期望值很高，认为各种抗病毒药物作用于乙型肝炎病毒的位点不同，假如一种抗病毒药作用于乙型肝炎病毒的某一个位点，那么两种抗病毒药物就作用于两个位点，作用的位点越多，抗病毒作用就应当越强，犹如 1+1>1 一样。但是现实并不这样简单，有时甚至带来不良后果。

联合用药的主要目的有三个：一是增加疗效，所用药物有协同作用，1+1≥2；二是减少不良反应；三是减少病毒耐药的出现。将抗病毒药物进行不同的组合应用于临床，经过这些年的探索、观察、研究，结果令人失望，并没有显示出联合用药的优势，未见明显提高疗效。

《中国慢性乙型肝炎防治指南》明确指出，不推荐拉米夫定联合干扰素治疗乙型肝炎，也不推荐拉米夫定联合阿德福韦酯用于慢性乙型肝炎的初治和未发生拉米夫定耐药变异的患者。同时，《指南》对其他联合用药，如干扰素加中草药，拉米夫定加中草药，抗病毒药+胸腺肽等也持慎重态度。

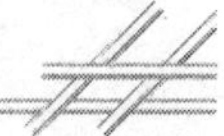

中草药，抗病毒药＋胸腺肽等也持慎重态度。

因此，不要滥用药物联合，抗病毒药物的价格都比较高，无意义的联合用药则会浪费药源，增加负担，同时也会增加药物的不良反应和乙型肝炎病毒的耐药株出现。

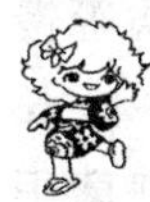

4. 治疗乙型肝炎贵在坚持

(1)要坚持长期服药：抗病毒治疗是慢性乙型肝炎的根本治疗方法，其基本治疗目标是清除或永久抑制乙型肝炎病毒的复制，降低致病性和传染性，消除或减轻肝脏的炎症和坏死。

目前，乙型肝炎治疗主要使用的药物有干扰素类、拉米夫定、阿德福韦酯等，其中拉米夫定应用最多。但何时停药的问题，一直困扰着部分乙型肝炎患者。

因此，慢性乙型肝炎抗病毒治疗必须在医生指导下进行。同时，在服药期间，乙型肝炎患者也应定期做检查，一般每 3 个月做一次为宜。

(2)乙型肝炎病毒复制活跃患者可用拉米夫定：拉米夫定是目前运用最广泛的乙型肝炎治疗药物。一般情况下，乙型肝炎病毒-DNA 定量检测中度以上阳性、e 抗原阳性、丙氨酸转氨酶升高 2～10 倍的慢性乙型肝炎患者，就适合使用拉米夫定。这个时候，患者体内的乙型肝炎病毒比较多，而且处于复制相当活跃的时期。但有少数几类患者即使达到了这些要求也不宜使用拉米夫定，包括老年人、年龄小于 12 岁的儿童，由于不适合使用药物，或者药物剂量不好掌握等问题，这些患者容易出现意外情况，因此不建议使用本药。

由于医学界对乙型肝炎病毒、宿主、发病机制等诸多因素尚未了解，因此目前乙型肝炎治疗只能抑制乙型肝炎病毒复

制定了3个目标:首先要抑制、控制病毒活动;其次,改善或者是消除肝脏炎症坏死和纤维化的病变;第三,减少和阻止肝硬化的发生。

吃药不能清除病毒?很多慢性乙型肝炎患者会为此而感到心情焦虑,其实大可不必。人们都明白,高血压、糖尿病等慢性病需要终身服药,其实乙型肝炎也是这样,治疗需要一个长期的过程。乙型肝炎不像肺炎、肠炎那样,经过治疗后细菌很快能被清除。所以,乙型肝炎患者应当树立这样的观念,即治疗慢性乙型肝炎不能速战速决,必须打持久战,必须坚持长期应用抗病毒药物。抗病毒药物抑制病毒复制,同时利用自身免疫力逐渐清除病毒,以达到进一步控制乙型肝炎病毒活跃复制的目的。就拉米夫定来说,至少需要1.5年的时间。

(3)药物见效后还要至少坚持用药半年:虽然乙型肝炎治疗是一个长期过程,但当病情控制到一定程度时,是可以考虑停药的。

目前比较公认的停药标准是,治疗前乙型肝炎病毒-DNA阳性,e抗原阳性,丙氨酸转氨酶升高1倍以上;治疗后乙型肝炎病毒-DNA转阴,e抗原阳性转为e抗体阳性,即所谓的"大三阳"转为"小三阳",丙氨酸转氨酶恢复正常,肝功能正常,症状基本消失。即使乙型肝炎患者在检测中达到上述指标,仍不能立刻停药,应该继续服用半年以上,维持这种效果,一定等到病情稳定后,方可停药。对于在治疗前e抗原为阴性,但乙型肝炎病毒-DNA阳性的患者,必须服用拉米夫定2年以上,等到乙型肝炎病毒-DNA转阴且丙氨酸转氨酶正常之后,才可考虑停药。

(4)擅自停药后果严重:乙型肝炎患者一定不要擅自停药,不然会造成非常严重的后果。凡是按照医嘱要求停药的患者,

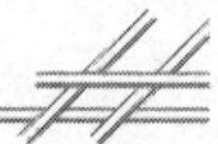

不然会造成非常严重的后果。凡是按照医嘱要求停药的患者，则很少会出问题。

不少乙型肝炎患者在接受了一段时间的治疗后，觉得各项指标都恢复正常了，又觉得买药得花很多钱，于是擅做主张就把药给停了，殊不知因为这不恰当的停药会导致其病情加重，或突然恶化。

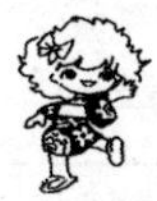

5. 抗病毒药物

目前，抗病毒药物主要有两大类，干扰素和核苷类药。两类药物各有所长。

干扰素又分为长效干扰素和普通干扰素，在治疗乙型肝炎方面，长效干扰素的疗效是普通干扰素的 1.5～2 倍，每周 1 次，比较方便，但价格很贵。

干扰素的优点是兼有抑制病毒复制和免疫调节双重机制，疗程相对固定，对丙氨酸转氨酶比较高、病毒水平不很高、比较年轻的患者疗效较好，e 抗原转换率也比较高，通过干扰素的免疫调节机制，有望达到表面抗原血清学转换的最高目标。其中，长效干扰素能维持有效的血药浓度，患者的依从性较好，有利于收获良好的疗效，可以取得现有乙型肝炎药物中最高的 e 抗原血清学转换率。但是，干扰素可能会导致白细胞减少、发热、一过性骨髓抑制、类流感样症状等不良反应。而且，不是所有患者都适合用干扰素，如黄疸、肝硬化失代偿期、有症状的心脏病等患者都应慎用(表 1)。

表 1　干扰素的适应证、用法、疗程及费用

(1)普通干扰素(赛若金、运德素、因特芬、安福隆等几十个品种)	
适应证	慢性乙型肝炎,乙型肝炎病毒-DNA 阳性者(肝硬化失代偿患者禁用)
用法用量	隔天注射 1 支,1 支 500 万单位
一个疗程时间	0.5～1 年
价格	每支 50～80 元
一个疗程预计费用	9000～12000 元
(2)长效干扰素〔派罗欣(聚乙二醇干扰素 α-2a)和佩乐能(聚乙二醇干扰素 α-2b)〕	
适应证	慢性乙型肝炎,乙型肝炎病毒-DNA 阳性者(肝硬化失代偿患者禁用)
用法用量	每周注射 1 支
一个疗程时间	0.5～1 年
价格	每支 1000～1500 元
一个疗程预计费用	50000～70000 元

干扰素的缺点是:适应证较窄,须炎症活动又不失代偿;有自身免疫、精神抑郁等禁忌证;不良反应较多。

核苷类药是口服药物,疗效比较快速,服药以后病毒水平很快就能降低。缺点是疗程不固定,需要长年服药;长期服药的过程中会产生耐药。不能耐受干扰素的免疫抑制状态的患者,可选择核苷类药治疗。

拉米夫定的优点是:抑制病毒快,可使乙型肝炎病毒脱氧核糖核酸迅速转阴,禁忌证和不良反应罕见。缺点是:e 抗原清除较慢,清除率较低,需要延长疗程才能实现,耐药变异率以 14%～20%逐年递增。

核苷类药目前主要有四种:拉米夫定、阿德福韦酯、恩替卡韦和替比夫定。拉米夫定已被列为医保用药,让很多患者受益,生活

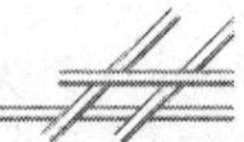

质量提高，大大降低了肝硬化及肝癌的发生率，但耐药发生率较高。阿德福韦酯耐药率较低，抗病毒作用在四类药中最慢，价格较低，在服用过程中要注意检查肾功能。恩替卡韦的抗病毒作用强、快，初治病人耐药率低，但价格较高。替比夫定是几种核苷类药中惟一在动物实验中没有出现胎儿致畸现象的药物。

核苷类似物临床应用、用法用量及费用见表 2。

表 2 核苷类药的适应证、用法、疗程及费用

(1)拉米夫定(贺普丁)	
适应证	慢性乙型肝炎，乙型肝炎病毒-DNA 阳性者，肝硬化患者也可使用
用法用量	每天 1 片，每片 100 毫克
一个疗程时间	2～2.5 年
价格	每片 17 元左右
一个疗程预计费用	6000 元左右
(2)替比夫定(素比伏)	
适应证	慢性乙型肝炎，乙型肝炎病毒-DNA 阳性者，肝硬化患者也可使用
用法用量	每天 1 片，每片 600 毫克
一个疗程时间	2～2.5 年
价格	每片 24 元左右
一个疗程预计费用	8600 元左右
(3)阿德福韦酯(贺维力、代丁、名正、阿迪仙、久乐、阿甘定、优贺丁等)	
适应证	慢性乙型肝炎，乙型肝炎病毒-DNA 阳性者，肝硬化患者也可使用
用法用量	每天 1 片，每片 10 毫克
一个疗程时间	2～2.5 年
价格	每片 15 元左右
一个疗程预计费用	6000 元左右

续表

(4)恩替卡韦(博路定)	
适应证	慢性乙型肝炎,乙型肝炎病毒-DNA 阳性者,肝硬化患者也可使用
用法用量	每天1片,每片0.5毫克
一个疗程时间	2~2.5年
价格	每片38元左右
一个疗程预计费用	13000元左右

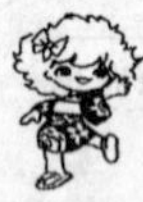

6. 抗病毒是乙型肝炎治疗首选

我国约有1.2亿人属于慢性乙型肝炎病毒感染者,但由于认知不足及广告宣传的偏差,很多人不是“讳疾忌医”,就是“病来乱投医”。其中常见的误区是:肝功能异常了(丙氨酸转氨酶升高),只把转氨酶降下去就了事。其实,这只能解一时之急。

抗病毒才是慢性乙型肝炎的主治方法。通过规范治疗,最大限度地长期抑制或消除 HBV,减轻肝细胞炎症及肝纤维化,延缓病情发展,预防肝硬化、肝细胞癌的发生。

打个比方,单纯的保肝降酶治疗,就如同往锅里加冷水,只要病毒(火源)仍存在,就可能反复出现肝功能异常。抗病毒治疗,则如熄灭火源,抑制甚至清除病毒。尽管水温不会马上下降(转氨酶也如此),但随着病毒被抑制,转氨酶会自然而然地下降。

目前,慢性乙型肝炎抗病毒规范化治疗有两类药物:一类是干扰素治疗,一种是核苷类药的治疗。

核苷类药治疗是口服治疗,比较方便,短期内的病毒抑制效果比较明显。但这类药物只能抑制病毒而不能清除病毒,也没有免疫调节的作用,因此停药后复发的风险比较高。此外,

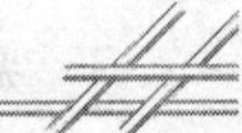

使用核苷类药物存在病毒变异的问题，也就是病毒对这种核苷类药物变得不敏感了。而且用药时间越长，病毒的变异率越高。2007 年最新版的美国乙型肝炎防治指南不推荐核苷类药作为年轻乙型肝炎患者的首选。

干扰素治疗在抑制病毒复制的同时调节人体免疫，激发宿主免疫对病毒的自发长期斗争，获得 e 抗原血清学转换比例相对较高，且停药后能持续病毒复制。随着医学的进步，出现了聚乙二醇化干扰素。给合适的患者长效干扰素 α-2α 治疗 1 年后，近半数患者可以获得稳定的治疗效应，即 e 抗原血清学转换；血清丙氨酸转氨酶正常；病毒检不出来。在这些获得持久应答的患者中，近 10％的患者可获得表面抗原血清学转换，出现保护性抗体，代表人体对乙型肝炎产生免疫力，疾病康复。因此，只要有条件的乙型肝炎患者，建议首选干扰素进行治疗。

(1)抗病毒缘何首选干扰素：目前，慢性乙型肝炎抗病毒治疗药物主要是干扰素与核苷类药物。两者各有优缺点，对年龄较轻、希望疗程短些或近期有生育要求、无干扰素禁忌证者，建议首选干扰素。

因为，核苷类药物只能抑制病毒，虽然作用明显，短时间内在血液中可查不到病毒，但是并不能清除肝细胞内的病毒。乙型肝炎病毒就像底片，只要底片存在，就随时可洗出相片(病毒复制)，也正因如此，核苷类药物停药后，多数患者会出现病毒反弹。

干扰素与核苷类药物的最大区别在于，它除了能直接抑制病毒外，还能激发机体的免疫反应，而免疫功能的改善有助于增强抗病毒作用。机体要清除乙型肝炎病毒，必须通过免疫应答才能实现。

因此，干扰素是通过多条途径发挥抗病毒作用的。用干扰素(如聚乙二醇化干扰素 α-2a 等)治疗,若取得完全应答,则可获得病情长期稳定,甚至治愈的效果。

退一步说,即便用干扰素未达到预期治疗目标,也可再选择核苷类药物或干扰素联合核苷类药物治疗。

当然,患者若已使用核苷类药物,而疗效不佳的话,也可选择干扰素。曾有研究发现,用聚乙二醇化干扰素 α-2a 治疗失败,再用核苷类药物治疗的慢性乙型肝炎患者,也获得了非常好的疗效。

(2)乙型肝炎治疗的效价比:对于疾病治疗或药物的选择,我们除了关注疗效之外,也要考虑费用。这就是效价比的问题。乙型肝炎治疗就如同“短线投资与长线投资”的关系。我们可分两种情况进行分析:

第一,抗病毒与不抗病毒。若选择干扰素(如聚乙二醇化干扰素 α-2a)抗病毒,因其疗程有限,一般为一年,有的可能延长至两年,费用可能要几万甚至十几万元,这的确是个庞大的数目。

不过,对于治疗取得完全应答,病毒长期被抑制或清除,有的甚至获得表面抗原的转阴来说,这就是一次性投入。患者从此不必再为健康、工作、交往、结婚等烦恼,这些就不是用金钱可以衡量的了。

反过来,若单纯做护肝降酶治疗,可能每次投入只需几千元,但正如前所述,这种治疗只是缓解表面现象,实际上病情在持续发展,若进展为肝硬化、肝癌,此时的总体费用将大大超过抗病毒治疗的费用。

第二,干扰素与核苷类药物的选择。若选择核苷类药物,虽然每年费用不高,但患者需长期治疗,可能要服药 7～8 年甚至终身,而若出现耐药,则必须加药或换药,如此算下来,长期

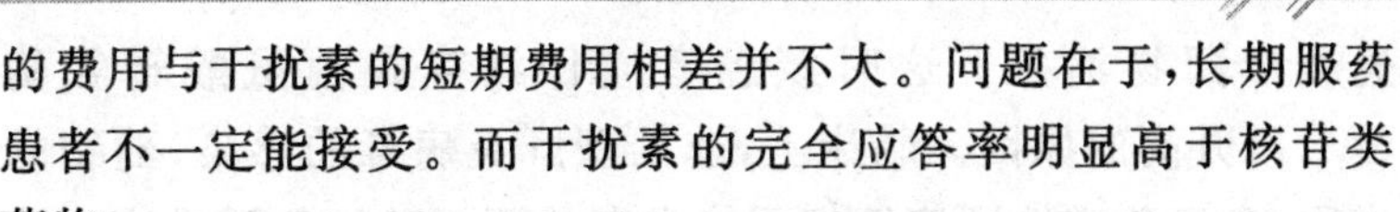

的费用与干扰素的短期费用相差并不大。问题在于,长期服药患者不一定能接受。而干扰素的完全应答率明显高于核苷类药物。

其实,无论选择哪种方案,治疗之前应先增强信心。已有研究发现,患者的心理状态对疗效有一定影响。心情郁闷与心情开朗、充满信心相比,其机体的免疫应答是有差异的。

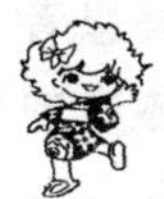

7. 乙型肝炎抗病毒的合理治疗

(1)不该治的别瞎治:在我国,母婴垂直传播是乙型肝炎病毒最主要的传播途径,绝大多数携带者是在婴幼儿时期感染病毒,而后通过各种体检偶然发现的。

婴幼儿的免疫系统发育还不完善,误以为外来的病毒是自己身体的一部分,所以对它没有识别和清除,于是病毒潜伏下来,与人类的肝细胞“和平共处、相安无事”。此时肝功能始终正常,人也没有任何不适症状。这种情况根本不需要治疗,过早、盲目地进行抗病毒治疗,非但达不到治疗目的,反而可能导致提前发病,甚至迁延发作,得不偿失。

下面这几种情况不需要进行抗病毒治疗,因为如果当机体对于乙型肝炎病毒的免疫功能处于耐受阶段,抗病毒治疗无法获得应答,治疗往往是“对牛弹琴”,白花冤枉钱:

①肝功能正常。无症状的乙型肝炎病毒携带者,不管其肝病是“大三阳”还是“小三阳”,也不管乙型肝炎病毒-DNA是阴性还是阳性,只要肝功能正常,使用抗病毒药物治疗效果就不佳。

②病毒复制指标阴性。乙型肝炎病毒-DNA为阴性的患者,无论其丙氨酸转氨酶值有多高,也不要贸然使用抗乙型肝

炎病毒药物治疗。这时该患者应仔细查找丙氨酸转氨酶(ALT)升高的原因。临床上,非乙型肝炎病毒的感染、药物的作用、自身免疫性肝病等都可使患者的丙氨酸转氨酶升高。治疗这些肝病是不需要使用抗乙型肝炎病毒药物的。

③急性乙型肝炎患者。虽然这时体内有病毒在复制,并且其丙氨酸转氨酶(ALT)升高的幅度也很大,但也不一定使用抗乙型肝炎病毒药物治疗。因为一般情况下急性乙型肝炎患者自身的免疫能力较强,依靠自身的免疫力完全可以清除体内的乙型肝炎病毒。

④母婴垂直传播者。对于母婴垂直传播,以及在婴幼儿时期(一般指 5 岁之前)感染上乙型肝炎病毒的患者而言,目前抗病毒药物的效果都不太理想,因此需要谨慎选择。

(2)看准时机治疗:一些乙型肝炎患者由于免疫激活不彻底,造成了对肝细胞的破坏,却没有把病毒清除,其结果就变成了慢性乙型肝炎,临床上的表现就是肝功能持续或反复异常。这时,就是目前普遍认为的抗病毒治疗的契机。

这一时机具体是指,当慢性乙型肝炎患者或乙型肝炎病毒携带者出现肝功能持续或反复的异常,主要是丙氨酸转氨酶(ALT)升高大于正常值上限的 2 倍以上时,就应该进行抗病毒治疗。这是因为在病情活动时,人体免疫系统处于和病毒斗争最为活跃的状态。这时,干扰素、拉米夫定、阿德福韦酯、恩替卡韦、替比夫定等抗病毒药物与机体的"自卫活动"能起到"里应外合"的作用,最大限度地取得抗病毒的疗效。

研究证明,只有当乙型肝炎患者的体内存在病毒复制,并且患者机体的免疫功能较强时,使用抗病毒药物治疗,才会收到理想的疗效。乙型肝炎病毒是否在复制,只需采血检查乙型肝炎病毒-DNA 即可。要想知道乙型肝炎患者体内的免疫功能

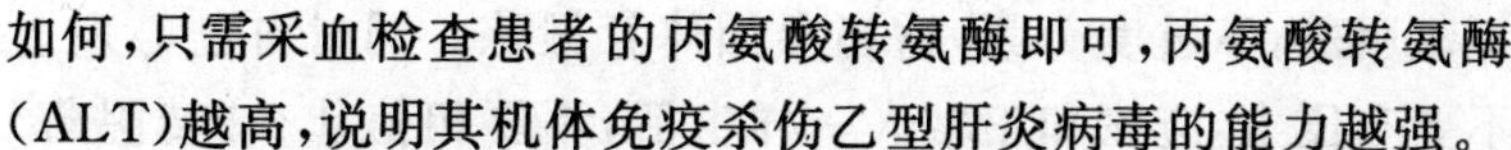

如何，只需采血检查患者的丙氨酸转氨酶即可，丙氨酸转氨酶（ALT）越高，说明其机体免疫杀伤乙型肝炎病毒的能力越强。

通俗地讲，要决定是否需要进行抗病毒治疗，首先需要完成以下3项检查：①两对半。②肝功能。③乙型肝炎病毒-DNA。只有当患者的丙氨酸转氨酶升高超过正常值2倍以上时，使用抗病毒药物治疗才会最有效。因此，不论是大三阳、小三阳，只要乙型肝炎病毒-DNA是阳性，同时丙氨酸转氨酶（ALT）升高超过正常值2倍以上，并在10倍以下时，就是抗病毒治疗的最佳时机。值得注意的是，慢性乙型肝炎患者的抗病毒治疗一定要在医生的指导下进行，定期随访，不能自行买药，随意吃药，随意停药。

另外，有重症乙型肝炎倾向者也要及早进行抗乙型肝炎病毒治疗，这样可以大大降低病死率，但必须同时配合综合治疗措施。

乙型肝炎肝硬化患者如有反复肝功能异常且病毒指标阳性也要抗病毒治疗，临床研究发现，部分代偿期乙型肝炎肝硬化经抗病毒治疗和抗肝纤维化治疗可以逆转病势，阻断肝硬化的发展。

（3）不抗病毒≠高枕无忧：对于那些“小三阳”、乙型肝炎病毒-DNA阴性，肝功能正常的乙型肝炎病毒携带者而言，并不代表肝脏就是健康的，能够无所顾忌、高枕无忧。因为，一旦体内的免疫状态被打破，病情就会马上反复，发展迅速。所以，一定要注意生活调养和定期复查。

对于无症状、肝功能正常的乙型肝炎病毒携带者，暂时不需要特别的药物治疗，每3～6个月去医院检测肝功能、B超、乙型肝炎病毒标志物等指标。若时机成熟，及时进行抗病毒治疗。平时养成良好的生活习惯，戒烟、戒酒，忌高糖、高脂食物，不滥服药,不过度劳累,适当参加体育锻炼。同时自己心理上不要有压力,应该和正常人一样生活,不要相信什么“转阴药”的神奇效果。

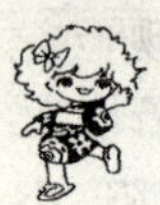

8. 乙型肝炎抗病毒治疗方案

(1)以抗病毒为中心:《中国慢性乙型肝炎防治指南》规范了慢性乙型肝炎抗病毒的指征,以及在治疗方面取得的某些共识,将抗病毒治疗作为乙型肝炎治疗的总目标。但是,中国乙型肝炎基金会做的一次调查表明,在接受调查的数百名专科和全科医生中,仅有19%采用了抗病毒治疗,80%以上的医生仍将“保肝降酶”作为治疗慢性乙型肝炎的主要手段。

保肝降酶的治疗效果并不明显。以往,抗病毒的药物比较少,几乎只是干扰素这一种药可用,可是用这种药治疗,不仅费用比较高,不良反应也比较大。相比之下,保肝降酶的药物比较多,但是缺乏真正有效的。当前,抗病毒药物的研制进展很快,迄今为止,除已有的干扰素外,又有了多种抗病毒作用较强、不良反应较少的药物应用于临床,如拉米夫定、阿德福韦酯、恩替卡韦等。

(2)抗病毒治疗的条件:简单地讲,确诊为慢性乙型肝炎的患者,如果病毒复制活跃,乙型肝炎病毒为阳性,就应当进行抗病毒治疗。慢性乙型肝炎的患者不仅要定期查肝功能,而且要进行病毒指标检测,这是必需的。

患者进行抗病毒治疗应具备以下三个条件:①乙型肝炎病毒-DNA$\geqslant 1\times 10^5$(乙型肝炎e抗原阴性者为1×10^4)。②丙氨酸转氨酶(ALT)$\geqslant$正常人上线2倍。③若ALT$<$正常人上线2倍,则应进行肝活组织检查。

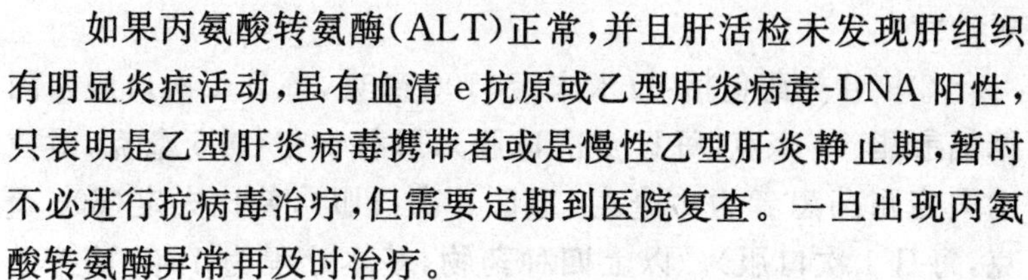

如果丙氨酸转氨酶(ALT)正常,并且肝活检未发现肝组织有明显炎症活动,虽有血清 e 抗原或乙型肝炎病毒-DNA 阳性,只表明是乙型肝炎病毒携带者或是慢性乙型肝炎静止期,暂时不必进行抗病毒治疗,但需要定期到医院复查。一旦出现丙氨酸转氨酶异常再及时治疗。

(3)抗病毒治疗是长期过程:乙型肝炎病毒是高变异病毒,消灭、根除乙型肝炎病毒在治疗上难以在短时间内实现,因此治疗是个长期的过程。

只有长期、持续抑制乙型肝炎病毒复制或清除乙型肝炎病毒,才能使慢性乙型肝炎的病变不会持续发展,才能阻止或逆转肝病病程,防止终末期肝病的发生。因此,患者在治疗过程中需要长期服药,不能随便停药,一旦停药,病情易出现反复。

如果乙型肝炎病毒-DNA 阳性的患者经过 1 年到 1 年半抗病毒治疗,30%～40%的患者可能会转成阴性,这就证明治疗有效,再服用半年的药,病情就会稳定下来。

需要指出的是,随着用药时间的延长,病毒可能会出现变异,药的效果也会减弱,这时,患者就需要换用其他的药物。

抗病毒治疗需要漫长的时间:《中国慢性乙型肝炎防治指南》规定每种药物抗病毒治疗需要的疗程分别为:

①普通干扰素 500 万单位(可根据患者的耐受情况适当调整剂量),每周 3 次或隔日 1 次,皮下或肌内注射,基本疗程为 6 个月。长效干扰素包括派罗欣(聚乙二醇干扰素 α-2a)和佩乐能(聚乙二醇干扰素 α-2b)两种,剂量可根据患者体重和耐受情况而定,每周 1 次,皮下注射,疗程 1 年,如有应答(有效),为提高疗效亦可延长疗程至 1 年或更长时间。如果停药时疗效好,但是过了一段时间病毒指标再次转阳,病情复发,还可以再次启用干扰素。照此分析,有可能对乙型肝炎患者进行多次干扰

素治疗。

②核苷类药包括:拉米夫定(100 毫克,每日 1 次口服),阿德福韦酯(10 毫克,每日 1 次口服),恩替卡韦(0.5 毫克,对拉米夫定耐药患者为 1 毫克,每日 1 次口服),替比夫定(600 毫克,每日 1 次口服)。以上四种药物,基本疗程为 1 年,治疗乙型肝炎病毒 e 抗原阳性("大三阳")患者 1 年时,如化验检查乙型肝炎病毒-DNA 检测不到或低于检测下限,肝功能正常,乙型肝炎病毒 e 抗原转阴但未出现 e 抗体者,建议继续用药,直至 e 抗体出现,经监测 2 次(每次至少间隔 6 个月),仍保持不变者可以停药,停药后需密切监测肝脏生化学和病毒学指标。如果使用这四种药物治疗乙型肝炎病毒 e 抗原阴性("小三阳")患者,治疗的目标不仅要达到乙型肝炎病毒-DNA 转阴,肝功能正常,还要达到乙型肝炎病毒表面抗原("澳抗")转阴,这将意味着整个治疗必须持续多年。使用这四种药物治疗乙型肝炎肝硬化患者,整个治疗是终身性的。由此可以看出,抗病毒治疗将是一场名副其实的"持久战"。

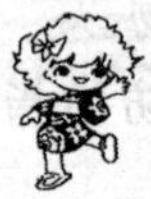

9. 重视乙型肝炎的"第一次"抗病毒治疗

乙型肝炎抗病毒治疗是慢性乙型肝炎治疗的重要一环,对于使用核苷类药物进行抗病毒治疗的患者来说,一开始使用什么样的药物,对于提高患者生活质量和预后有重要的影响。

一般说来,慢性乙型肝炎患者都要进行抗病毒治疗。对于核苷初治患者来说,要选择强效抑制病毒、高耐药基因屏障的药物,这类药物能够减少患者耐药的可能性,减少病毒变异,持久稳定地控制病情,从而享有良好的生活质量。以我们的经验,如果使用符合这两种要求的"双保险药物"作为初治策略,

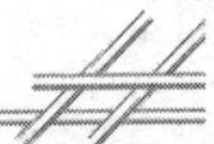

乙型肝炎患者的生活质量更好。

乙型肝炎是乙型肝炎病毒感染引起的疾病。乙型肝炎病毒持续复制会引起肝脏组织的炎症和损伤，现有的医学水平还不能做到彻底清除患者体内的乙型肝炎病毒。因此，用药物将病毒持续抑制在尽可能低的水平，才能够遏制疾病向肝硬化、肝癌进展，从而持久稳定地控制病情。所以乙型肝炎患者从一开始就应选择强效持久抗病毒药物。

临床试验数据表明，初次使用核苷类药物的患者使用博路定(恩替卡韦)治疗 5 年，94％患者的病毒载量可降至不可测水平(通常我们认为病毒不可测或者检测限以下是指病毒滴度小于 300 拷贝/毫升)。长期组织学数据显示，接受恩替卡韦治疗 3～7 年后，96％的患者肝脏炎症明显减轻，88％的患者肝纤维化明显减退，这些患者病毒量都被抑制到检测限以下。最初抗病毒治疗就选择恩替卡韦治疗 6 年，累计耐药发生率仅 1.2％，为同类药物中最低。2009 年欧洲肝病学会新指南推荐它为慢性乙型肝炎核苷类药治疗的首选药物，也是目前中国所有核苷类抗乙型肝炎病毒药物中，惟一被推荐为一线治疗的药物。

病毒耐药就是抗病毒药物对病毒没有效果了。这样就会导致病毒反弹，肝脏的损害会加剧。而医生往往在化验后发现病毒滴度增加才会发现病毒耐药的问题，患者不得不加用药物或者更换药物，不仅患者的肝脏损害增加，也给患者增加了额外的治疗成本。很容易使慢性乙型肝炎患者的治疗陷入一个恶性循环，限制患者后续治疗方案的选择，经济负担越来越重。病情还可能向肝硬化、肝癌的方向发展，严重影响患者生活质量，甚至威胁生命。

耐药的发生与基因屏障有关，高的基因屏障会使药物耐药率降低。因此，初次使用核苷类药物的慢性乙型肝炎患者应首选强效持久抑制病毒、极低耐药的药物。慎重选择初治策略，有助于患者从一开始就能迅速持久控制病情，远离耐药困扰，拥有较高的生活质量。

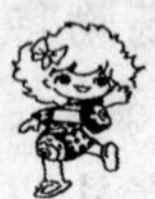

10. 干扰素和核苷类药抗病毒的特点

干扰素的特点是既可以直接抑制病毒，又具有免疫调节的作用，所以能够在抑制乙型肝炎病毒复制的同时使患者达到免疫应答。在治疗的过程中，它的疗程是固定的。干扰素需要注射使用，降病毒的时间相对来说没有核苷类药那么快。另外经济费用相对高一些，不良反应也大一些，包括感冒、咳嗽、流感样的反应，以及周围血象的下降。

核苷类药的特点是可以直接抑制病毒，所以在临床上直接发挥作用，使病毒下降的速度很快，1～2 个月就能明显见到效果。但是不具有免疫调节的作用，这类药物需要长期使用。此外此类药物只需口服用药，不良反应很小。

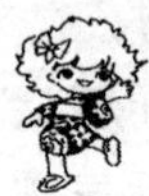

11. 慢性乙型肝炎抗病毒药物的选择

(1)核苷类药物：核苷类药的特色是可以直接抑制病毒，能够迅速、强有力地把病毒抑制住。同时，这类药物能够减轻肝脏炎症，可以使丙氨酸转氨酶水平降到正常，也能够使局部 e 抗原阳性患者的 e 抗原消失或者转换，也提供了肝脏组织改善的凭证。并且，这类药物只需要口服，通常是每日 1 粒，异常方便，不良反应很小，费用相对较便宜，但这类药物需要长期应用。目前上市的核苷类抗乙型肝炎病毒药物有拉米夫定、阿德福韦酯、恩替卡韦和替比夫定。

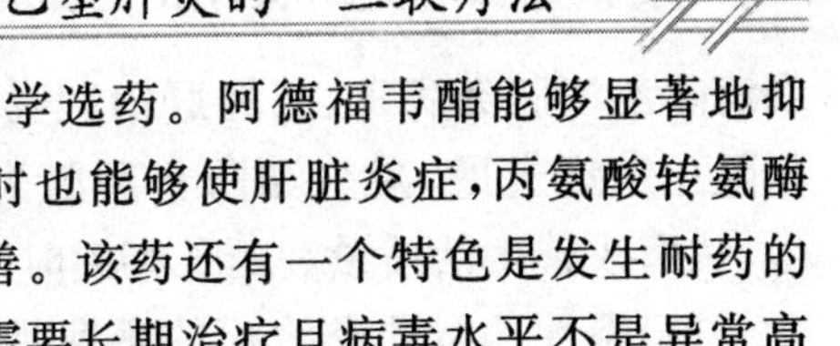

在专科医生指导下科学选药。阿德福韦酯能够显著地抑制病毒，在抑制病毒的同时也能够使肝脏炎症，丙氨酸转氨酶指标改善，使肝组织学改善。该药还有一个特色是发生耐药的机会比较低，特别是对于需要长期治疗且病毒水平不是异常高的患者。并且，病毒对阿德福韦酯的耐药位点和拉米夫定的耐药位点不存在交错，这在目前已上市的核苷类药中是独一无二的，对拉米夫定耐药的患者可以首先选择该药。

恩替卡韦、替比夫定均具有很强的抑制病毒能力，在抑制病毒的同时可以使肝脏的炎症改善，也可以使丙氨酸转氨酶的指标改善。由于乙型肝炎的抗病毒治疗是长期的，作为新上市不久的药物，对于其长期抗病毒效果、耐药率和可能的安全性正在搜集更大批的临床数据来检验。

(2)干扰素：从 20 世纪 80 年代末起，干扰素普遍应用于乙型肝炎治疗。2005 年长效干扰素也登上历史舞台。它的特色是既可以直接抑制病毒，又具有免疫调节的作用，因此能够在抑制乙型肝炎病毒复制的同时使患者达到免疫应答。在治疗的进程中，疗程是固定的。只是抑制病毒的作用没有核苷类药那么强、那么快，费用也相对较高。干扰素需要注射应用，不良反应(如流感样症状、骨髓抑制、脱发等)也相对较大些，这给患者带来不小的痛苦和不便。

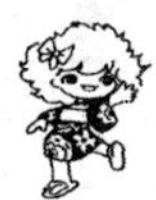

12. 消除病毒才能让乙型肝炎治疗达标

乙型肝炎病毒的不断复制是导致慢性乙型肝炎进展的根本原因，因此持续地抑制或消除病毒复制是治疗的关键。《中国慢性乙型肝炎防治指南》指出：

(1)慢性乙型肝炎治疗的总体目标：最大限度地长期抑制

或消除乙型肝炎病毒、减轻肝细胞炎症坏死及肝纤维化，延缓和阻止疾病进展，减少和防止肝脏失代偿、肝硬化、肝癌的发生，从而改善生活质量和延长存活时间。

(2)慢性乙型肝炎治疗的短期目标：治疗乙型肝炎的短期目标在于防治肝功能损害，主要标志是防止丙氨酸转氨酶(ALT)出现大幅增高，后者意味着病情恶化。慢性乙型肝炎患者病程中可反复出现肝功能异常，贸然中止抗病毒治疗后，也可能会突然出现病情的严重恶化，ALT 可大于正常上限值的 10 倍之多。在未达到停药标准而中止治疗者，出现病情恶化的几率更高。因此，应该严密监测中止抗乙型肝炎病毒治疗患者的肝功能变化，并且至少随访数月。如有必要，可重新开始抗乙型肝炎病毒的治疗。

(3)慢性乙型肝炎治疗的长期目标：当乙型肝炎病毒侵入人体后，除了存在于血液中，另一部分病毒会直接进入肝细胞，与肝细胞核紧紧结合在一起，乙型肝炎病毒-DNA 还可能进一步与宿主 DNA 发生整合，使得肝细胞再生的同时也复制了乙型肝炎病毒。这部分乙型肝炎病毒还会产生基因变异，从而加重肝脏炎症和坏死等活动性病变，只有控制这些活动性病变，才能阻断病情向肝硬化和癌变发展，从而延长患者的生存期，这也就是乙型肝炎治疗的长期目标(表 3)。

表 3　慢性乙型肝炎抗病毒治疗用药疗程和停药标准

慢性乙型肝炎分类	抗病毒药物	治疗时间	停药标准
HBeAg(＋)	1. 核苷类药(以拉米夫定为例) 2. 干扰素类(以派罗欣为例)	主张 1 年	治疗 1 年后，如 HBeAg 由阳性变为阴性，乙型肝炎病毒-DNA 检测不到(PCR 法)或低于 10^3 拷贝/毫升，丙氨酸转氨酶正常，再复查 2 次(每次至少间隔 6 个月)仍保持疗效者，可停药观察

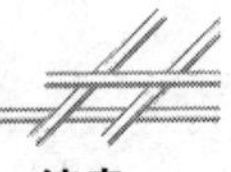

续表

慢性乙型肝炎分类	抗病毒药物	治疗时间	停药标准
HBeAg(－)	1. 核苷类药(以拉米夫定为例) 2. 干扰素类(以派罗欣为例)	至少1年	至少治疗1年。当监测3次(每次至少间隔6个月)乙型肝炎病毒-DNA检测不到(PCR法)或低于10^3拷贝/毫升，丙氨酸转氨酶正常时，可停药观察

在治疗中，由于对治疗效果的错误判断和对疗程、停药指征的认识不足，以及经济和不良反应等方面的因素，乙型肝炎患者常擅自停药，可导致病情发展和反复，就达不到抗病毒治疗的目的。建议患者与主治医生充分讨论病情和经济状况。最好能在初始治疗时，选中符合个人情况的药物，并坚持治疗下去，以达到最佳的治疗效果。

患者除了要对用药疗程和停药时机关心外，还要关心另外一个问题，那就是用药疗效。在评估药物疗效前，先介绍两个评估的术语：一是“持续疗效”，一是“维持疗效”。

①持续疗效。抗病毒药如干扰素类药物在达到停药指征并停药后，乙型肝炎患者的病情通常可在较长时间内达到稳定状态，工作生活不受影响，临床上称之为“持续疗效”，干扰素的治疗已有20多年的使用经验，大量资料证实可以有效预防肝硬化和肝癌。干扰素类药物有普通干扰素和长效干扰素两类，长效干扰素只需1周注射1次，由于血药浓度更稳定，因此疗效较普通干扰素更为明显。我国长效干扰素中只有派罗欣被批准用于慢性乙型肝炎治疗。据文献报道，派罗欣治疗后有一些患者可以达到HBsAg血清学转换，这可以说是达到了“治愈”，虽然几率不大(7%～9%)，但它是目前可以达到这一治疗目标的最佳药物。

②维持疗效。主要指应用抗病毒药物如核苷类药治疗的过程

中，患者乙型肝炎病毒-DNA检测不到(PCR法)或低于10^3拷贝/毫升，丙氨酸转氨酶水平正常，这个疗效的前提是在用药状态下。而停药后疗效不持久，部分患者复发。长期应用核苷类药，随着治疗时间延长，疗效提高，但病毒发生耐药变异也随之增高，耐药变异后，患者各项指标容易“反弹”，原来获得的疗效又再消失。若单纯从疗效的角度来看，“持续疗效”优于“维持疗效”。但是，从患者选药的综合角度来看，还要考虑用药适应证，患者的经济水准也非常重要。如果综合因素考虑下来，患者若有条件使用干扰素，特别是长效干扰素进行抗病毒治疗，这种相对较短的疗程、产生较佳疗效的用药策略还是值得推荐的。

③乙型肝炎抗病毒停药标准。对于“大三阳”乙型肝炎患者，停药标准建议在间隔至少6个月的2次检查中，“大三阳”转为“小三阳”并且乙型肝炎病毒-DNA检测阴性，也就是实现了临床上的“双达标”，巩固治疗1年后可停止治疗。而对于“小三阳”乙型肝炎患者，如连续3次、间隔至少6个月乙型肝炎病毒-DNA检测显示阴性，可考虑停止治疗。

长期以来，所有乙型肝炎患者都将自己的“理想目标”设定在“表面抗原转换、从而彻底治愈乙型肝炎”之上。但事实上，只有极少数患者能实现这一目标。随着抗病毒药物治疗的不断普及和大宗临床结果比较研究，对慢性乙型肝炎的治疗概念日趋成熟，流程也日益明晰。“随意停药”可能造成病情反复、加重，甚至出现重症乙型肝炎；“适时停药”却可以让患者实现“零”用药目标，结束每日口服抗病毒药物治疗的生活，还能够帮助患者节省总体治疗费用。

停药要当机立断，不可逐渐减量，隔日吃1片或每日减半片，不仅不能够取得很好的治疗效果，而且会增加耐药的风险。另外，丙氨酸转氨酶升高至正常值上限2倍以上，伴有病毒中、高水平复制是乙型肝炎抗病毒治疗的最佳时机，把握这一点对治疗取得“双达标”的目标十分关键。

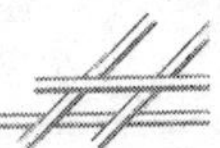

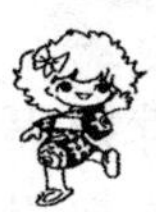

13. 抗乙型肝炎病毒的时间

干扰素、核苷类药停药之后都可能反弹，要尽量减少反弹。丙型肝炎可以完全治好，乙型肝炎治疗最好抗原转化、乙型肝炎病毒-DNA 阴转了，因为表面抗原还存在，随时可以再重新组织病毒。医生同意停药了，可是停药以后一定要定期观察，随时可能反弹，有反弹再治。现在也有人主张用药时间更长，核苷类药可以用药时间更长。

停药标准很重要，疗效判断的一个方法是复查，病毒必须在 10^3 拷贝/毫升检测值以下，这时候病毒没有复制了。此时不要停药，要看 e 抗原阳性变成 e 抗原阴性，医学上叫血清血液转换，转换以后最好再用 1 年以上再停药，就不大容易反弹了。假如过早停药则容易反弹。核苷类药也是同样的标准，一定要 e 抗原转换，现在看来最少也要 2 年。

丙氨酸转氨酶正常了，乙型肝炎病毒-DNA 阴性了，e 抗原变成 e 抗体之后停药。在干扰素、核苷类药停药之后，一定要观察，容易反弹。肝硬化的患者用了药之后不能自己停药，不能买药用，一定要在肝科医生指导下用药。什么时候停药，什么时候减量都要跟医生商量，特别是核苷类药停药之后有一定的危险性，有反弹，这里特别强调，用哪个药，怎么选择，用多长时间，要不要减量，由乙型肝炎科大夫决定，不能自行停药。

掌握复查的时间也很重要！一般的抗病毒药，开始 1 个月查 1 次肝功能，还有一个早期应答，指标都下来了可以 3 个月查 1 次。停药以后要 6 个月查 1 次，用干扰素也是如此。

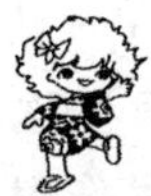

14. 乙型肝炎抗病毒久治不愈的原因

为什么绝大多数患者都没有及时进行抗病毒治疗呢？原

因主要有：

(1)患者不理解，不愿配合，思想上抵触：抗病毒治疗疗程长，花费多，疗效有限，尤其是有些会有不良反应，以及长期用药，病毒发生变异和耐药等情况。患者对这样的治疗心存疑虑，总想寻找一些不良反应小的、保险稳妥的治疗方法。选来选去，往往容易选择和轻信一些中药的偏方、验方，误认为中药治慢性病没有不良反应。这样的选择非常错误，一旦错过抗病毒最佳治疗时机，后果严重。

(2)乙型肝炎抗病毒治疗疗程漫长且费用高：抗病毒治疗周期都在半年以上，干扰素使用半年一旦获得较为理想的治疗效果，还需加强和巩固半年时间，以后病情复发时，还需要重复使用。核苷类抗病毒药物，如拉米夫定、阿德福韦酯等需要使用多年，难以停药，患者害怕终身服药。抗病毒整个治疗过程费用相当昂贵，一个疗程花费都在数万元以上，一般老百姓难以承受。这些抗病毒药物也都不在医保报销范围之内，使得更多的患者“望药兴叹”。

(3)医生认识不到位：他们从稳妥和安全考虑，排斥使用风险较大的抗病毒治疗，使用一些保肝、降酶、降黄药物，患者的肝功能恢复正常，病情暂时得到缓解，但过了一段时间肝功能有可能再度异常。久而久之，病情仍有可能向肝硬化演变和发展。

(4)医生和患者不能客观地看待抗病毒治疗的效果：有些医生和患者错误地把抗病毒治疗看做是一劳永逸的特效灵验治法，认为只要坚持治疗一个疗程，就会获得理想的效果；一旦治疗受挫，结果不理想时，就全盘否定抗病毒治疗。还有些医生和患者怀疑抗病毒治疗的效果，认为抗病毒治疗是劳民伤财的举动，使患者难以依从。

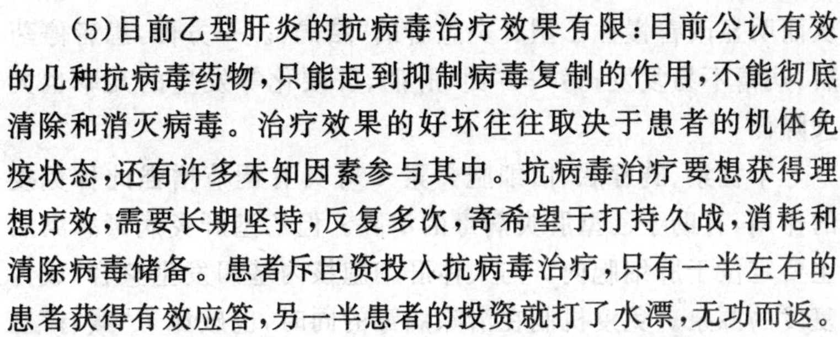

(5)目前乙型肝炎的抗病毒治疗效果有限：目前公认有效的几种抗病毒药物，只能起到抑制病毒复制的作用，不能彻底清除和消灭病毒。治疗效果的好坏往往取决于患者的机体免疫状态，还有许多未知因素参与其中。抗病毒治疗要想获得理想疗效，需要长期坚持，反复多次，寄希望于打持久战，消耗和清除病毒储备。患者斥巨资投入抗病毒治疗，只有一半左右的患者获得有效应答，另一半患者的投资就打了水漂，无功而返。

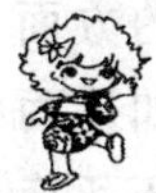

15. 乙型肝炎的免疫调节治疗

免疫调节对于乙型肝炎治疗的作用正受到越来越多的重视。在乙型肝炎发病过程中，人体的免疫状态很关键。绝大多数慢性乙型肝炎源自母婴传播，即母亲体内携带乙型肝炎病毒，通过分娩或日常生活中的密切接触感染了新生儿。由于此时孩子的免疫系统发育不完全，无法识别或清除病毒，进而形成了针对乙型肝炎病毒的“免疫耐受”，导致病毒在体内长期潜伏下来，直至最终发病。与此相反，成人如果感染了乙型肝炎病毒，90%～95%可将病毒清除，这与其免疫系统发育成熟，免疫力强有直接关系。遗憾的是，目前尚没有办法打破母婴传播形成的“免疫耐受”状态，但有些药物，如聚乙干扰素，却可以发挥较好的免疫调节作用。

《中国慢性乙型肝炎防治指南》指出，干扰素与核苷类药同属于抗病毒药物，均为治疗慢性乙型肝炎的一线药物。新一代干扰素——聚乙二醇干扰素(如派罗欣)有助于清除患者体内的乙型肝炎病毒e抗原，同时表达出针对e抗原的抗体，从而实现所谓的“血清学e抗原转换”。

“e抗原转换”标志着乙型肝炎患者的免疫水平得到提高，

从而明显改善慢性乙型肝炎患者的“结局”。一方面,患者停药后,病情不易复发;另一方面,肝癌、肝硬化等发生的几率也大大降低。

干扰素、胸腺肽、白细胞介素-2 等具有调节增强此种免疫的作用,有助于乙型肝炎病毒的清除。但乙型肝炎病毒感染后主要定位于肝细胞内。与人体肝细胞核内基因发生整合,成为复发的源泉。免疫机制在清除病毒的同时,也破坏了“藏有”乙型肝炎病毒的肝细胞。换而言之,调节免疫功能既有好的方面(清除病毒),也有不利的方面。以干扰素为例,治疗后,如果丙氨酸转氨酶轻度升高,效果较好,实际上是以肝细胞的坏死换取了病毒的消灭。应掌握好“尺度”,绝不能为了消灭病毒,而过多地牺牲自身。

乙型肝炎免疫调节疗法对单纯感染者,重点在于维持免疫平衡;病毒复制伴肝损害者,应强化免疫,清除病毒,保护肝细胞,防止肝功能恶化;病毒整合状态(小三阳)患者,重点在于预防肝硬化和肝癌。

值得注意的是,乙型肝炎免疫调节相对于不同的病程有不同的处理,一味地增强免疫,对患者没有好处,而且对于一些乙型肝炎免疫耐受的患者,也没有必要盲目去追求免疫增强,同样可能会造成肝功能的波动。乙型肝炎免疫调节药物,应该在医生指导下使用。

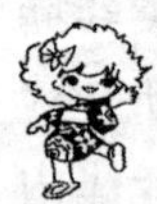

16. 常用的免疫调节药物

(1)α-干扰素:α-干扰素具有抗病毒、抗肿瘤和免疫调节作用。α-干扰素的免疫调节作用很强,还有增强免疫对病毒感染细胞的杀伤活性。α-干扰素还能增强巨噬细胞的吞噬功能和

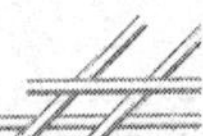

细胞毒活性。临床治疗剂量为300万～500万单位，每周3次，疗程为3～6个月。持久疗效为25%～40%。常见的不良反应为流感样症状，如发热、头痛、关节及肌肉酸痛等。聚乙二醇干扰素是相对于常规干扰素在药代动力学和用药频次上有很大改进的一种干扰素，临床研究结果显示聚乙二醇干扰素在治疗慢性乙型肝炎方面显示出了令人鼓舞的效果。但干扰素不适用所有患者。

(2)胸腺肽：胸腺肽制剂是胸腺的多肽物质，它具有使T淋巴细胞分化、增殖，提高细胞免疫功能的作用；还可激活自然杀伤细胞活性及促进与免疫相关的细胞因子，如白细胞介素-2α和γ干扰素等的产生。常用的胸腺肽制剂主要是胸腺肽α_1(商品名为“日达仙”)为免疫增强药，通过增强对乙型肝炎病毒的免疫作用而发挥抗病毒作用，一般与α-干扰素或拉米夫定联合应用，推荐方案为每次皮下注射1.6毫克，每日1次，连续4日后改为每周2次，疗程为4～6个月。

(3)左旋咪唑：左旋咪唑是一种有效的免疫调节药。近年来用于临床上的左旋咪唑涂布剂，可外涂于皮肤表面，涂抹72小时后，药物吸收率在90%以上，具有提高细胞免疫和体液免疫功能，剂量为5毫升，外涂躯干及四肢皮肤表面，保持24小时不洗去，每周2～3次，疗程6个月。有研究证实，左旋咪唑联合乙型肝炎疫苗对慢性乙型肝炎患者和乙型肝炎病毒携带者具有治疗作用，且没有明显不良反应。

(4)双嘧达莫合用卡介苗：治疗方法为双嘧达莫(潘生丁)25毫克口服，每日3次，同时于上臂三角肌皮内注射卡介苗0.1毫升，每月1次，疗程为6个月。注射前须做结核菌素试验，用1∶2000结核菌素5单位。如皮试结果为阴性或硬结19毫米者，可以注射卡介苗，口服双嘧达莫可引起头晕、面部潮红及灼热感，但本疗法价格低廉，对慢性乙型肝炎有一定疗效。

(5)免疫核糖核酸：是一种免疫增强药，用于慢性乙型肝炎的辅助治疗，可使部分细胞免疫功能低下的患者恢复正常，临床适应证与转移因子相似。治疗慢性乙型肝炎方法：每周注射1次，每次1支(3毫克)；疗程一般为4～6个月。6个月以上者改为2周注射1次，最长为1年。一般无明显不良反应，少数患者有畏寒、发热、皮疹等。提示：免疫核糖核酸仍缺乏严格、科学的临床研究资料，尚难肯定其疗效。

(6)转移因子：转移因子是从健康人的白细胞中提取制成的一种多核苷酸和多肽小分子物质，为细胞免疫促进药。具有能获得特异和非特异的细胞免疫功能，并能促进释放干扰素。剂量为2～4毫升，皮下注射或淋巴结周围注射，每周1～2次，疗程为2～3个月。不良反应有畏寒、发热、全身不适、皮疹和皮肤瘙痒等。

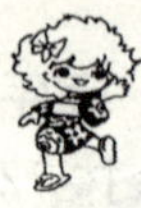

17. 常用的“保肝药”

所谓“保肝药”是指能够改善肝脏功能、促进肝细胞再生、增强肝脏解毒能力的药物。由于各种肝病相当常见，并已成为威胁人类健康的顽疾，所以医学界一直在努力尝试研发一些可以起到上述功能的药，这些药曾被称为“保肝药”或“护肝药”。然而，相关部门经过长期的研究并没有成功地研制出一种理想的、通用的、能够治疗一切肝病的“保肝药”。现在所说的各种“保肝药”都是辅助性的。

目前的保肝及恢复肝功能的药物可分为如下几类：①维生素类，如金施尔康等。②促进肝脏解毒药物，如肝泰乐、还原型谷胱甘肽等。③促进能量代谢药物，如三磷酸腺苷、辅酶A等。

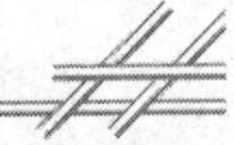

④促进蛋白质合成药物，如各种氨基酸制剂、血浆等。⑤促进胆红素代谢与排泄药物，俗称降黄药物，如门冬氨酸钾镁、保胆健素、茵栀黄注射液、丹参注射液、苦黄注射液等。⑥抗纤维化药物，如复方鳖甲软肝片等。⑦降酶药物，如五味子制剂（联苯双酯等），山豆根制剂（乙型肝炎灵注射液），甘草制剂（甘草甜素、强力宁、甘力欣等），水飞蓟制剂，齐墩果酸等。⑧免疫增强药物，如胸腺素（肽）、白细胞介素-2、转移因子、免疫核糖核酸、左旋咪唑等。

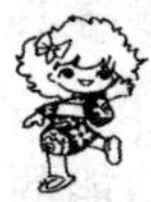

18. 乙型肝炎患者切忌滥用“保肝药”

许多过去常用的“保肝药”，其实并无什么保肝作用，并已逐渐被淘汰。早在20世纪40年代，一些医学家用鼠和兔做实验，发现这些动物饲料内如缺乏某些物质，如甲硫氨酸、胆碱、半胱氨酸等，这些动物就会发生肝硬化或肝坏死。因此，他们就把这些实验成果，应用到医疗上来，但效果令人失望。这些药物不仅不能起到治疗作用，在某些情况下反而对人体有害处。这是因为动物和人类的肝病，无论在病因还是发病机制方面都是不同的，对动物肝病有效的药物，不一定对人类的肝病有效。

20世纪50～60年代，曾诞生了不少“保肝药”，如葡萄糖醛酸、维生素B_{12}硫辛酸、肝宁、辅酶A、三磷酸腺苷（ATP）、胆碱（或复方胆碱）、肌醇、维丙胺、细胞色素C、肌苷、乌苷酸钠、复合磷酸酯酶和多种维生素制剂等，而这些药物均未能证明对急、慢性乙型肝炎和肝硬化有确切的疗效，现在这些药物已成为昨日黄花。20世纪70年代以来出现的一些“保肝药”，如脱氧核糖核酸、阿卡明，原卟啉钠（保肝能）、利肝能（维生素B_{15}）、必需磷脂(肝得健)、泛癸利酮(辅酶 Q_{10})等的实际疗效也不能令人满意。

近年来,从中药中分离出许多对肝病有疗效的成分,研制出一批能促进肝细胞再生,有修复受损肝细胞作用的中药制剂。这些药物对于治疗乙型肝炎确有一定的疗效,但仍各有其适应证,不能千篇一律地乱用。例如,茵栀黄注射液、苦黄注射液、苦参碱注射液、甘草甜素注射液等。这些药物对于退黄和降低丙氨酸转氨酶疗效不错,但不能清除病毒和逆转病变,特别是慢性乙型肝炎患者要慎用。有些中药,如桃仁、丹参等具有抗肝纤维化的作用,但在使用时,原则上应与其他中药配伍,这样才能起到较好的作用。近年来,抗病毒和调节免疫功能的药物有了一定的进展。但是,各种"保肝药"只能起到一些辅助作用,如马洛替酯,适用于有低血浆白蛋白的慢性乙型肝炎、代偿期肝硬化和晚期血吸虫病;有黄疸的患者最好不用,丙氨酸转氨酶过高者也应慎用。如果将其用于急性乙型肝炎和失代偿期肝硬化,那就属于用药不当了。又如促肝细胞生长素,对于重症乙型肝炎可能有效,在此类患者病情危重并有肝性脑病时可以一试,但一定要同时坚持综合疗法,如同时使用乳果糖、支链氨基酸等。如将促肝细胞生长素用于一般程度的急性或慢性乙型肝炎患者,那就属于滥用药了。

目前,临床上通常使用的护肝片、联苯双酯、复方益肝灵等,虽然常常被用于治疗各种肝病,但也只能起到辅助治疗作用,并非是有根本性治疗作用的药物。一般的说,可以将"保肝药"细分为保肝降黄、保肝降酶、保肝解毒等几类。每种肝病、每个乙型肝炎患者都有各自不同的情况。首先要搞清每个患者的真实情况才能对症下药,如慢性乙型肝炎患者若处于发病阶段,其丙氨酸转氨酶中度升高,黄疸较重时可以使用保肝降

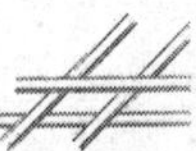

酶、降黄的药物。此类药物有甘利欣、门冬氨酸钾镁、茵栀黄注射液等；如果仅仅是一个乙型肝炎病毒携带者，使用这些药物就不合适了。对于强效保肝降酶药，如联苯双酯、甘利欣等在使用时就要更加注意。长期使用此类药物有一定的不良反应。它们都有激素类药物的效应，在使用的过程中若停药，可能引起异常的肝功能反弹。所以拟停止使用该药时，一定要逐渐减量，同时应积极治疗原发病。中药中的“保肝药”也要注意其适应证，如双虎清肝颗粒、草仙乙型肝炎胶囊都适用于肝胆湿热内蕴型的肝病患者。只有这种类型的肝病患者使用该药时才能收到最佳效果。因此“保肝药”也需在医生的指导下合理使用，患者不能擅自选用。有些乙型肝炎患者治病心切，有多吃药、吃好药的错误心理。其实再好的药，如果不对症，和毒药没有两样。长期不合理地使用“保肝药”，只能加重肝脏负担，使病情加重，有的还会扰乱人体正常的免疫功能，使病变恶化。对于各型乙型肝炎，都应进行综合治疗，具体施治时应在有条件的医院、有经验的医师指导下进行，避免乱用药和自行用药。

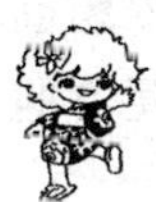

19. 合理使用保肝药

患者用药前首先必须了解哪些药品对肝脏会造成损害，这是用药的前提，以防止导致肝脏实质病变；用药后如果病情加重或恶化，病理改变明显，则应视为直接中毒；凡与用药剂量无关，病理改变不明显，症状不典型者，应疑为过敏性损害，应立即停药，以减轻肝脏的负担。

肝功能不良而又患有其他严重疾病，无法避免使用某些对肝脏确有影响，而且在治疗上确又必须使用的药物时，应恰当地选择肝毒性相对较小的药品。使用“保肝药”也是一种有效的辅助性治疗措施，对促进肝功能恢复，减轻药源性毒害，都有一定的积极意义。不过，“保肝药”也不可乱用或滥用，必须注意它和治疗药品之间的相互作用、可能发生哪些配伍变化及有无禁忌。按其作用特点和应用范周，可从下列三个方面考虑选用“保肝药”。

（1）刺激肝细胞再生药：激发肝蛋白质的合成，纠正组织缺氧状态，使受损的肝细胞功能得到尽快恢复，提高肝细胞酶类的活性，促进肝细胞的代谢作用。可供选用的药物有维生素类，如维生素 B_1、维生素 B_{12}、维生素 C、维生素 E、维生素 K、叶酸等；以及细胞色素丙、三磷酸腺苷、肌苷、辅酶 A、辅酶 Q_{10}、阿卡明、苯丙酸诺龙、水解蛋白、人体白蛋白、人血浆。

（2）防止继续损害肝脏药：减少肝细胞的糖原分解，以增加肝糖原的贮备，增强肝细胞的解毒功能和缩合毒物能力。可供选用的药物有葡萄糖（口服或静脉注射）、乳果糖、蔗糖、蜂蜜、蜂乳、葡萄糖醛酸内酯（肝泰乐）等。

（3）避免脂质代谢紊乱，防止肝细胞脂肪浸润发生脂肪肝：此类药物应能加快脂肪运转，减少脂肪在肝内堆积，减少胆固醇向肝脏渗透。可供选用的药物有肌醇、蛋氨酸、胆碱、复方胆碱、肝乐等。

重症肝病患者要按分型施治的原则和体质条件，全面稳妥地考虑治疗方案，除针对性选用必要的“保肝药”和大量补充必需的维生素外，还应维持高热能膳食，注意营养补给，必要时可选用激素和有保肝作用的中药配合治疗，并需注意水电解质的平衡。

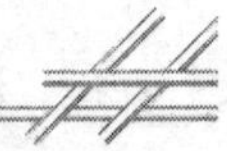

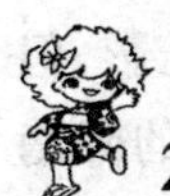

20.“大三阳”转为“小三阳”后应服的保肝药

“大三阳”表示乙型肝炎病毒感染，复制活跃，有传染性；“小三阳”则表示乙型肝炎病情好转。如由“大三阳”转向“小三阳”并不意味着乙型肝炎病毒复制完全停止，大多数情况下只表示乙型肝炎病毒复制减少。

少数“小三阳”患者血清乙型肝炎病毒-DNA持续阳性，病毒复制活跃，病情较严重，病情进展迅速，见于病毒变异。

一般在急性乙型肝炎和表面抗原携带者出现由“大三阳”转向“小三阳”，则是预后良好的标志。

对此，首先要注意适当休息，避免过劳。如肝功能明显异常，要卧床休息，同时要消除心理压力，严禁饮酒，适当限制动物脂肪摄入。饮食以高热能、高蛋白、维生素丰富而易消化的食物为宜，多食蔬菜、水果，坚持服用维生素B_1、维生素C及维生素E。要定期复查肝功能，发现异常及时进行有效治疗，并注意有足够的疗程，尽量减少肝功能的波动；可选用强力宁或肝利欣、五味子、垂盆草，以及肝宁等保肝降酶药。注意事项上除饮食外，要控制体重，不能发胖，发胖可引起脂肪肝；不能喝酒，即使没有乙型肝炎，喝酒也可以喝出酒精肝；不能吃损害肝脏的药，保持肝功能正常，通过肝脏排泄的药物一般对肝脏有一定损害。

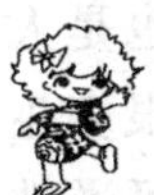

21. 使用降酶药物注意事项

不少降酶药对转氨酶能起到迅速裂解的作用，因而能迅速降解血清中的转氨酶，尤其是丙氨酸转氨酶，作用立竿见影，但是对于其他酶类(如转肽酶等)没有降低作用，证明单纯的降酶药物作用很有限。仅仅丙氨酸转氨酶降低了，根本不能证明病情好转了，相反有可能掩盖了病情真相，只注意了丙氨酸转氨酶下降，而忽略了其他酶谱数值的变化。丙氨酸转氨酶从表象上看是下降了，但是这是靠药物硬性压下去的，不代表肝脏炎症活动的减轻，丙氨酸转氨酶的活性受到抑制和降解，并非丙氨酸转氨酶已不存在。

为缓解患者的心理压力，有时不得不使用一些降酶药物，如中药五味子制剂(联苯双酯、五酯胶囊等)。降酶药物使用时一定要注意疗程，一般需要半年以上时间，丙氨酸转氨酶正常后，不要立刻停药，而应慢慢减量，维持用药一段时间，一旦突然停药，很可能出现丙氨酸转氨酶的“反弹”，“反弹”后的丙氨酸转氨酶水平可能超过治疗前。使用降酶药物同时，应该根据患者病情，酌情加上抗病毒及免疫调节药，标本同治。观察肝功能时，不应仅仅观察丙氨酸转氨酶，还应通盘考虑肝功能系列，以决定联合用药、全面治疗乙型肝炎。如果考虑使用抗病毒治疗，最好先不要使用降酶药，因为当丙氨酸转氨酶水平升高 2～5 倍，正好是抗病毒治疗的时机，如果使用降酶药物，会干扰病情判断，贻误治疗。

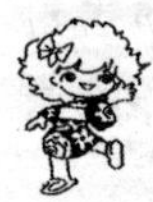

22. 服维生素 C 对乙型肝炎患者有益

维生素 C，又叫抗坏血酸，是人体必需的营养物质，也是人们熟悉且常常服用的一种维生素。它可参加人体内的很多生化反应，可部分氧化生成去氧维生素 C，这一过程又是可逆性的，所以维生素 C 也是一种氧化还原剂。它能直接改善肝功能，促进新陈代谢；大剂量应用可提高体液免疫，促进抗体形成，加强白细胞的吞噬作用，增强机体的抗病能力，减轻肝脏脂肪变性，促进肝细胞的修复、再生和肝糖原的合成，改善新陈代谢，增强利尿作用，促进胆红素排泄，从而起到解毒、退黄、恢复肝功能、降低丙氨酸转氨酶的作用；同时还能改善肾上腺皮质功能。此外，尚有结合细菌内毒素的能力，减少内毒素对肝脏的损害。因此，乙型肝炎患者应当经常服用维生素C。

服用量究竟应掌握在多少范围之内最为合适呢？至今仍难取得一致意见。一般主张一次口服量为100～200毫克，每日3次；如加入到10%葡萄糖注射液中静脉点滴，每日量亦不宜超过3克。

还有人主张最好能将人工合成的维生素C与富含维生素C的食物合用，其理由是食物中含有维生素C氧化酶，这种酶是维生素C在人体内氧化过程中所不可或缺的，否则就会导致人工合成的维生素C失效。因此，让乙型肝炎患者多吃新鲜水果与蔬菜，是获得维生素C氧化酶的重要途径。

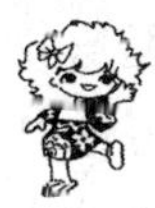

23. 乙型肝炎抗病毒治疗关键要打好“持久战”

乙型肝炎病毒不断的复制是乙型肝炎迁延不愈和病情加重的根本原因，所以抗病毒治疗是乙型肝炎治疗的关键，而且也是一个持久战。像高血压、糖尿病等慢性病需要长期吃药，乙型肝炎也是这样，治疗是一个长期的过程。乙型肝炎不像肺炎、肠炎那样，经过治疗后细菌很快能被清除。

乙型肝炎患者应当树立这样的观念：治疗慢性乙型肝炎不能速战速决，必须打持久战，必须坚持长期应用抗病毒药物。

抗病毒药物抑制病毒复制，再加上免疫调节药和日常合理的饮食搭配，利用自身免疫力逐渐清除病毒，进一步控制乙型肝炎病毒复制。

据调查显示，90%以上的肝癌患者是由乙型肝炎病毒感染引起的。乙型肝炎抗病毒治疗是减少和降低乙型肝炎发展为肝硬化和肝癌的关键。乙型肝炎病毒在肝脏中不断复制，如果不进行抗病毒治疗，45%的乙型肝炎患者最终将发生肝纤维化，32%的患者发生严重肝纤维化，22%最后发展成肝硬化，这种风险随着年龄的增长而增长。

仅仅采用传统的护肝降酶手段使肝功能正常，仍不能防止肝硬化的发生，因为没有抑制病毒复制。只有通过长期的抗病毒治疗，才可抑制乙型肝炎病毒，从而缓解肝脏的炎症，减少肝硬化、肝癌的发生。

抗病毒治疗虽然不能直接清除乙型肝炎病毒，但可以将病毒抑制在可控的较低水平。当前已有包括拉米夫定、阿德福韦酯等在内的多个口服抗病毒治疗药物应用于临床，这些药物都能有效抑制乙型肝炎病毒。有数据显示，长期坚持抗病毒治疗可大大降低肝硬化和肝癌的发生率，长期服用拉米夫定可使肝硬化和肝癌的发生率分别下降 55%和 51%，疾病的进展被大大推迟。

乙型肝炎病毒不断复制，很难被彻底清除，所以抗病毒治疗必然是一个长期的过程。通常需要至少 2～3 年的疗程才能停药。而对肝硬化和肝癌患者，则需要长期甚至是终身服药治疗。为了达到长期目标，医生会根据长期使用药物的不良反应和患者的经济情况来为患者选择合适的药物治疗，定期观察病情变化，调整治疗方案，从而预防和减少耐药的发生，达到控制疾病进展的目的。在决定治疗方案后，患者就要坚持长期用

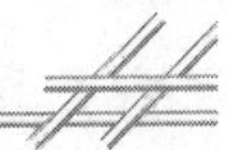

药。至今,拉米夫定治疗慢性乙型肝炎应用于临床已达10年之久,疗效及安全性、耐受性已得到很好的证明。并且国家已将某些核苷类药物(如拉米夫定)列入医保目录,在多个城市还被纳入门诊医保目录,为患者接受长期抗病毒治疗提供了保障。

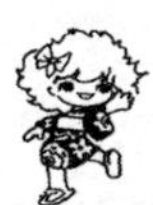

24. 乙型肝炎患者抗病毒治疗莫擅自停药

作为治疗乙型肝炎的首选药物,核苷类抗乙型肝炎病毒药物由于其抗病毒作用显著,副作用小,价格低廉,现在越来越多的乙型肝炎患者开始服用核苷类药物。然而此类药物的疗程到底有多长,这个问题备受乙型肝炎患者关注。

慢性乙型肝炎患者分为两大类:e抗原阳性,e抗原阴性。不管是哪一类,基本疗程最短都是一年。对e抗原阳性的患者,在DNA检测不到、肝功能恢复正常、e抗原转阴的前提下,一般再巩固治疗一年,一年以后如果情况稳定就可以停药了,总的来讲这类患者至少需要服药两年。对e抗原阴性的患者,这类病情比较顽固,如果不出现e抗体,一般都需要终身服药,以便将乙型肝炎病毒控制在一个较低的水平。总的来说,即使治疗过程很顺利的患者抗病毒的疗程也需要至少两年时间,如果有的患者身体素质较差,时间还会更长。

对于大多数患者来说,需要长期服用核苷类药物,以便能够持续地控制病毒的繁殖。因此患者服药一定要遵医嘱,不能擅自停药,因为停药后很容易给病毒再次生存的机会,同时病毒非常容易产生耐药性,以后治疗的效果就会大打折扣。

(三)乙型肝炎的中医治疗

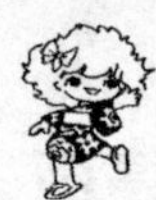

1. 中医药治疗乙型肝炎的两大优势

中医和西医是两个不同的体系，中医和西医两个理论体系治疗的理念和方法不一样，两者各有它的特点和优势。中医中药治疗乙型肝炎的优势主要在于以下两个方面。

(1)能改善临床症状：中医古代就有人认为“人有所苦谓之病”，慢性乙型肝炎患者出现各种各样的症状，这些症状不仅影响着患者的生活质量，而且对疾病的恢复也是不利的，因为他感觉到很痛苦，感觉到生活质量下降，从而影响到情绪，情绪反过来又对肝胆疾病产生不利的影响，在乙型肝炎的治疗中积极消除临床症状是非常重要的。以前没有肝炎也没有乙型肝炎的命名，中医对乙型肝炎的描述主要是胁痛、黄疸、瘀症等这些病症当中，中医辨证论治，患者有什么症状通过望闻问切综合分析判断属于那个证型，有针对性制订不同的理法方药，对症状的改善非常明显，效果是非常好的。肝炎患者经常有食欲不振，身体没劲，腹胀、腹满，肝区疼痛，烦躁易怒，恶心呕吐，很多肝炎患者睡不好觉。针对这些情况，中医中药治疗非常有效，解除患者痛苦，改善他的精神状态，睡觉好，精神状态好，对病情的恢复有帮助，改善患者的生活质量。

(2)抗炎保肝、退黄疸：乙型肝炎患者往往丙氨酸转氨酶升高，丙氨酸转氨酶升高就是肝炎，丙氨酸转氨酶升高中医学认

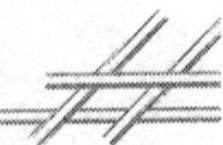

为是湿热、内热造成的，还有湿热毒血引起的，时间一长患者认为病毒能够入血。这种情况下中医中药采用清热解毒或者凉血活血、舒肝健脾的治疗方法，改善肝功能，消除或者减轻肝细胞炎症坏死，以及肝组织病理损伤的修复等都是非常有效的。改善了抗炎保肝、退黄疸，对于肝脏的整体炎症有一个抑制或者是减轻的作用，那么进一步防止肝纤维化、肝硬化，改善了患者的长期预后。中医中药通过辨证和辨病相结合的方法进行治疗，我们在整体的湿热肝瘀气滞型、肝肾阴虚型、瘀血阻络型，根据不同的症状选用不同的方剂。还有一个辨病的思路在里面，肝炎或者转氨酶高，或者出现了黄疸，在辨证的基础上加了一些有针对性的能够降酶、退黄疸的药物，如常用的五味子、垂盆草、龙胆草、黄芪、蒲公英等。抗炎保肝中药有它的特色，临床上常用的绝大多数抗炎保肝药都是中草药或者是中药的提取物。

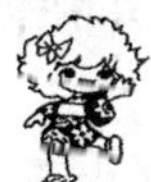

2. 乙型肝炎患者用中药的时机

(1)症状明显时，辨证用中药：肝区不适，气郁不舒。表现为肝区或两胁下不舒服，或胀满，或隐隐作痛，并伴有心情不愉快、容易发怒、心烦、急躁等。可以用柴胡、香附、佛手、白芍、当归、郁金、谷芽、麦芽等。

①胃胀食少，肝胃不和。表现为上腹中部胀气，有时气窜及肝区隐痛，并伴有食欲缺乏、消化不良、大便时干时稀等。可用柴胡、白芍、炒白术、茯苓、神曲、砂仁、木香、荷叶等。

②心悸失眠，肝血不足。表现为失眠，或入睡困难，或夜间早醒，难以再次入睡，并伴有头晕眼花、两眼干涩、四肢乏力等。可用枸杞子、菊花、酸枣仁、茯神、夜交藤、木瓜、灵芝等。

③疲乏易倦，肝肾亏虚。表现为容易疲倦、没有精神、不耐劳作，从事脑力、体力劳动和体育活动都比一般人容易感到累，或劳累后很难恢复，气短懒言，并伴有腰膝酸软，或腰痛、耳鸣、健忘、性欲下降等。可用生黄芪、太子参、冬虫夏草、白术、茯苓、杜仲、枸杞子、甘草等。

(2)病情较重时，可以用中药：患者如果出现黄疸或肝功能损害，甚至肝硬化有腹水，并有出血倾向(牙龈出血、鼻出血)等，这种情况最好住院治疗，采用中西医结合的方式用中药。

根据乙型肝炎不同的病情阶段，以及患者不同的体质差别，用药必须通过真正的中医师，老老实实地按照中医的方法指导进行，患者及其家属最好不要自己买药用。

(3)肝病恢复期，最好用中药：对那些慢性乙型肝炎，肝功能刚刚恢复正常的患者，或是重症乙型肝炎恢复期，或是肝硬化患者病情稳定期，为了增强体质，改善症状，保护肝脏，最好选用一些古今业已证实的有益于保肝的中药。这里推荐几种，可供试用。

无明显寒热体质偏盛者，可用冬虫夏草及其制剂；气虚乏力者，可用黄芪及其制剂；口干少津、气短多汗者，可用西洋参及其制剂；失眠多梦者，可用菌灵芝及其制剂；眼干腰酸者，可用枸杞子及其制剂。

(4)西药无效者，必须用中药：当乙型肝炎患者服用西药，并经过正规的足够疗程，如干扰素、贺普丁、猪苓多糖、苦参素等，都未见疗效，甚至用药后肝功能持续异常，出现黄疸，或丙氨酸转氨酶、胆红素、肝纤谱等指标持续不降，而且临床症状明显，此时应该请有一定水平的中医师指导用中药，有望获得较好疗效。

(5)中成药应对证，求医细斟酌：当前，市场上有不少治疗

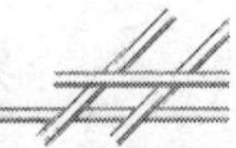

乙型肝炎的中成药，其主治范围和适应证都各不相同。如果患者用复方煎剂不方便，或患者病情稳定症状不多，也可以选用，但必须经专业中医师认真辨证后斟酌服用。否则，是不可能有疗效的。

特别需要提醒的是，在各种媒体上采用不实之词浮夸虚报的广告中成药，或通过各种宣传促销的中成药，都不宜选用。临床上发现，不少患者使用后不仅花钱、无效，而且还加重肝脏、胃肠的负担，这常是导致肝功能持续异常的罪魁祸首。

(6)病毒携带者，保养莫用药：对于众多的乙型肝炎病毒携带者无任何临床表现，肝功能无异常，B超等各种检查都正常，主张注意保养，不必用药。

具体的保养方法有：①密切注意病情变化，定期检查B超、肝功能、乙型肝炎“两对半”、乙型肝炎病毒-DNA等。②禁止饮酒(并非少喝，是完全禁止喝各种酒)。饮食宜清淡，少食辛辣、油腻、生冷及不易消化的食物。肝硬化患者尤其要注意不能食用质地较硬的食物。③慎用药物，包括保肝药、滋补药、感冒药、消炎药等。如果患了其他疾病必须用药时，应该在医生指导下使用，以免影响肝脏功能。④特别要注意休息，不能劳累。一般以卧床休息为好，不宜参加剧烈的体育活动。

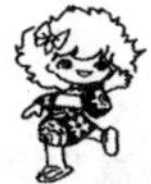

3. 乙型肝炎中医免疫增强治疗

用现代科学技术对中医药进行研究发现，很多中药成分具有增强免疫功能的作用。

(1)云芝多糖K：具有提高人体细胞免疫功能的作用。用法：每次1克，每日3次，口服。

(2)银耳多糖：由银耳提取制成的多糖，有改善和调节机体免疫功能及提升白细胞的作用。用法：每次 1 克，每日 3 次，口服。

(3)猪苓多糖：由中药猪苓提取而得，可提高机体的细胞免疫功能，用药后淋巴细胞转化率显著升高，巨噬细胞的吞噬活力提高。用法：每次 40 毫克，每日 1 次，肌内注射。用 20 日停 10 日，可连续用 3 个月。并同时配合乙型肝炎疫苗 30 微克，每 2 周 1 次，皮下注射，共 6 次。

此外，经实验室证实或临床研究肯定的中药有：

增强巨噬细胞功能：白花蛇舌草、女贞子、金银花、鸡血藤、山豆根等。

增强 B 细胞功能、提高免疫球蛋白：菟丝子、黄精、锁阳、仙茅等。

增强 T 细胞功能：黄芪、人参、党参、白术、灵芝、桑寄生等。

清除免疫复合物：生地黄、大黄、桃仁、红花、益母草、丹参、赤芍等。

活血化瘀、增强免疫功能：丹参、鸡血藤、桃仁、红花、郁金、葛根等。

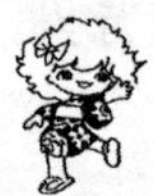

4. 中医治疗乙型肝炎的三种方法

中医治乙型肝炎，主要是从湿、郁、虚三个方面着手。

(1)湿：中医学认为，乙型肝炎病毒属于一种“湿热疫毒”的邪气。临床研究也发现，湿热阻滞是慢性乙型肝炎最主要的中医临床证型。溪黄草、茵陈蒿等众所周知能治疗乙型肝炎的中草药，就是针对湿热的。中医学还认为，湿性黏腻，缠绵难去，因而容易造成病程延长，形成慢性病。所以说湿邪不去，乙型肝炎是无法痊愈的。虽然如此，但不是每个乙型肝炎患者都要

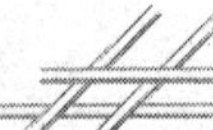

用溪黄草、茵陈蒿祛湿的。湿邪一般分为湿热和湿浊两种。

①湿热。这类患者比较多，表现为口干、口苦，喜欢喝冷水，吃了煎炸的东西容易上火，排尿比较黄，舌苔黄、厚、腻。这类患者在治疗方面一般选用茵陈蒿汤、龙胆泻肝汤为主方，再酌情加减药物治疗。中成药方面，可选用龙胆泻肝丸、溪黄草冲剂、双虎清肝颗粒、乙型肝炎清热解毒颗粒等。食疗方面，可用溪黄草、茵陈蒿、板蓝根、田基黄、鸡骨草、山楂叶等清热利湿的中药煲汤，或煮水代茶喝。

这类患者一定要注意两个问题：一是不能过早使用滋补药品。湿热的祛除是一个相当长的过程，有些慢性乙型肝炎患者连续用了3个月的药，舌苔才退干净。如果没把湿热祛除干净，就过早使用补品，不仅不能改善患者的身体素质，反而会使湿热的情况加重。二是要定期到医院复诊。清热祛湿的药物相对比较苦寒，有损伤脾胃的可能，因此患者服用一段时间后，应该找医生看舌查脉，了解湿热是否已经祛除干净。如果是，就不要再继续服用那些药物，以免损伤人体的正气。

②湿浊。这类患者相对少。他们与湿热患者的区别是，舌苔虽然厚腻但不黄；也有口干口苦，但却不喜欢喝水。最主要、最有代表性的是，他们有明显的身体困重感，每天都觉得很累，好像背着很重的东西。湿浊患者胃口一般都比较差，严重者还有口中发黏的感觉，大便也是偏稀的。治疗方面，可选用胃苓汤、藿朴夏苓汤等。中成药方面，可用利湿散、健脾祛湿冲剂等。作为饮食调理，最值得一提的就是土茯苓煲龟，它有祛湿清浊的作用。当然，经济条件不好的，可以用薏苡仁、茯苓等来煲汤或煲糖水，效果也是不错的。

湿浊患者千万不能用治疗湿热的药物，否则会损伤脾胃，使湿浊更难祛除。

(2)郁:郁就是肝气郁结,也就是平时所讲的不开心。如果说不开心会得乙型肝炎,大家肯定会说没道理。没错,不开心是不会得乙型肝炎的,但得了乙型肝炎肯定会不开心。中医学认为:“肝主疏泄,为风木之脏,其性刚暴,喜条达而恶抑郁。”所以,乙型肝炎病毒侵犯肝脏,首先会抑制肝气的疏泄,这就是乙型肝炎患者不开心的病理基础。

临床上常有一些患者,他们的各项检查都在正常范围内,但总觉得有些不舒服,比如觉得很累,没有食欲,或者肝区有顶胀的感觉等。这些表现虽然各有特点,但有一个共同点——对病情的担心。另一个特点就是,不适的症状跟心情有关。如果有别的事情在做,患者一般没有不适的感觉,静下来的时候,不适的感觉就突然很明显。这类患者的治疗其实并不困难,困难的是对于这种状态的认识和自我调控。柴胡疏肝散对肝气郁结有比较好的作用;如果爱发脾气,可以用丹栀逍遥散;胃口不好的,就用逍遥散。此类患者饮食调理的作用不大,关键还是要解决如何客观看待乙型肝炎治疗的问题。

(3)虚:一般说来,虚证多见于久病、得不到很好治疗的患者;也有一部分是先天不足引起的。慢性乙型肝炎患者的虚是比较特殊的。它的虚,一个来源于“天灾”,一个来源于“人祸”。中医学认为,肝属木,脾属土,肝病会损伤脾胃功能,而脾胃功能不好,营养吸收不良,反过来自然就会影响肝脏。土壤贫瘠,树木当然无法生长繁茂,这就是所谓的“天灾”。而所谓的“人祸”,是指过量使用清热利湿的药物。因此,肝病的虚证治疗首先要避免“人祸”,然后处理“天灾”。

“天灾”是土壤不好,那就给土壤“增肥”——补益脾胃。脾胃虚弱的患者常表现为没有胃口、精神疲倦。其与湿浊患者的临床表现有点相似,但脾虚患者的主要感觉是虚弱,没有困重。

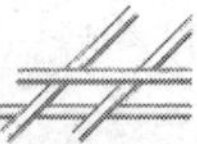

而且最关键的一点是，这类患者的舌苔一般都不厚腻。治疗方面，四君子汤或香砂六君子汤是比较好的选择。中成药方面，香砂六君子丸、补中益气丸也是不错的。平时用党参、黄芪、白术、大枣等药物煲汤或煮粥，也可以起到饮食调理的作用。

慢性乙型肝炎的治疗是相当复杂的，前面所讲的，都是针对疾病的早期和中期进行的简单分型处理。对于已经出现肝硬化或其他并发症等复杂情况的患者，还是应该到医院诊治更为合适。

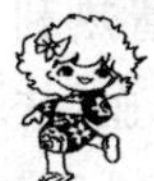

5. 治疗乙型肝炎中医辨证施治

临床上一部分慢性活动性乙型肝炎顽固难治，与痰瘀胶着有密切关系。究其病机，多由于湿热久羁，日久炼液成痰。痰浊内生，痰浊阻络，血行不畅，以致血瘀。痰瘀互为因果，相互转化，以至于形成胶着不解的局面。故治疗中单纯用化痰祛湿或单纯用活血化瘀的任何一种方法均不易见效，必须兼顾痰瘀两方面。

(1)疏肝宜柔：肝为刚脏，肝体宜柔，肝宜用疏。慢性肝病多兼有气郁之证，治疗用药宜柔中兼疏，疏中兼柔，使气血调和。一要防止疏泄太过，以免有损肝体，二要避免养阴碍胃。同时彭勃教授还认为，在一张处方中不宜用多味疏肝药，取药应轻疏柔和而不伤阴，常用者有郁金、合欢花、绿萼梅、生麦芽等。其中生麦芽甘咸微寒，既可疏肝又可健胃，药性平和，为常用之品。疏肝汤剂若久服，药方不宜过大，药量不宜过多，更须注意柴胡升散之性。另外，要疏肝与柔肝并用，如与枸杞子、白芍配伍，即可协同提高疗效，又可制约药物之散性。

(2)健脾宜早：慢性迁延性乙型肝炎应注重调理中气，自始至终注意顾护脾胃。这是因为,脾胃为后天之本,气血生化之源。有胃气则生,无胃气则死。“见肝之病,知肝传脾,当先实脾”,故肝病治疗应将顾护脾胃放在首位。一般选用党参、砂仁、山药、扁豆等益气升阳、醒脾健中。

《内经》有“厥阴不治,求之阳明”,以及厥阴应“调其中气,使之和平”之论。故慢性乙型肝炎每当出现肝气亢盛,木盛侮脾土时,其脾气必虚,此时必须扶脾抑木,以制过盛之肝气。倘脾气衰败,纵有灵丹妙药,亦难起沉疴。

(3)扶正祛邪:以扶正祛邪为基本治则,病在初起以清热利湿、行气健脾之法;慢性反复迁延者,以清热利湿、行气活血,扶助脾肾为法。

基本方:柴胡、黄芩、法半夏、太子参、平地木、炒枳壳、土茯苓、贯众、黑料豆、生甘草。

辨证辨病加减:①湿重于热。加苍术、厚朴、佩兰、生薏苡仁。②湿热并重。加凤尾草、蒲公英、茵陈、黄柏、败酱草。③热重于湿。加山栀子、虎杖、白花蛇舌草、大青叶、白茅根、制大黄。④瘀热内结。加红藤、丹参、赤芍、紫草、马鞭草、制大黄、延胡索、郁金。⑤脾胃气虚。加黄芪、党参、茯苓、生白术、鸡内金、炒谷芽、神曲。⑥偏肾阴虚。加怀山药、何首乌、楮实子、黄精、旱莲草、大生地黄、川石斛。⑦偏肾阳虚。加淫羊藿、补骨脂、肉苁蓉。⑧丙氨酸转氨酶升高。加垂盆草、五味子。⑨趋肝硬化者。加鳖甲、土鳖虫、莪术、丹参、赤芍。

治疗以1个月为1个疗程,一般需3个疗程。

(4)肝肾阴虚:右胁隐痛,纳差腹胀,唇干舌燥,口渴喜饮,排尿短黄,手足心热,头晕乏力,失眠多梦,两目干涩,腰腿酸软,舌红少苔,脉细弦。治宜滋补肝肾,疏肝行气。

一贯煎。沙参15克,黄精15克,续断15克,白芍12克,五

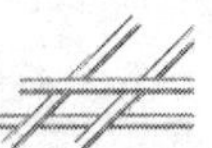

味子6克，桑葚8克，何首乌10克，枸杞子10克，柴胡12克，郁金12克，陈皮10克，甘草6克。

(5)气阴两虚：肝区疼痛，腹胀纳差，心慌气短，自汗盗汗，疲乏懒言，面色无华，口干不渴，舌暗苔白或少苔，脉细。治宜气血双补，滋阴柔肝。

八珍汤。党参15克，北芪30克，白术12克，当归12克，白芍15克，熟地黄10克，远志10克，五味子6克，炙甘草6克，陈皮10克，茯苓20克。

(6)气滞血瘀：右胁闷痛或刺痛，按之有块，面色晦暗，肌肤甲错，头面皮下可见红丝赤缕，肝掌，蜘蛛痣，皮下出血点，衄血，形体消瘦，腹壁静脉怒张，腹中痞块，舌紫暗，脉弦涩。治宜益气活血，化瘀软坚。

参芪鳖甲汤。北芪30克，党参30克，鳖甲30克，穿山甲12克，生地黄12克，当归10克，赤芍10克，郁金12克，香附12克，甘草6克。

(7)有些患者常患鼻炎、扁桃体肿大、感冒：这些人临床表现口苦、咽干、舌苔黄腻，因肝胆湿热过重，丙氨酸转氨酶反复升高。治疗时首先要告诉患者注意保养，增强体质。防止劳累、生气、上火、感冒、熬夜。不食热性食品（如羊肉、狗肉、乌鸡、辣椒等）以配合治疗。这些患者湿热留恋，郁结脾胃，肝胆湿热过重，湿郁痰聚，热郁阻络。治宜疏肝健脾，清热利湿，适当活血化痰。辨证用药：柴胡、黄芩、山栀子、龙胆草、秦艽、丹参、半夏、茯苓、陈皮等。

(8)身体虚弱，气血亏虚，卫气不足，经常感冒：对于这些患者应加以扶正药品，即配合健脾益气，养阴利肺药。辨证用药：党参、炙黄芪、生地黄、沙参、白芍、当归、五味子、黄精、白术等，增强机体免疫力整体用药，方能提高疗效。

(9)手脚心发热,口干、咽干、失眠多梦、舌红少苔或无苔:中医辨证为肝肾阴虚。治宜滋养肝阴为主。辨证用药:沙参、麦门冬、生地黄、枸杞子、当归、丹参、五味子等。肝阴复、舌苔生,丙氨酸转氨酶自会下降。

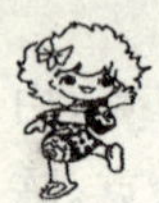

6. 急性无黄疸型乙型肝炎中医辨证治疗

中医学认为,急性无黄疸型乙型肝炎主要是湿重于热,湿困脾阳、脾不健运,而肝胆湿热不甚,未致胆液外流,故而无黄疸可见。中医对急性无黄疸型乙型肝炎主要按以下几型进行辨证论治:

(1)湿热内蕴,脾胃不和:胸胁痞闷,腹胀纳差,厌恶油腻,恶心呕吐,排尿黄短,舌红苔黄腻,脉滑数。治宜健脾和胃,利湿清热。

不换金正气散。茵陈25克,板蓝根20克,藿香15克,法半夏10克,厚朴15克,苍术12克,车前子10克,川楝子10克,甘草6克。

(2)脾胃失调,气郁血虚:胁肋胀闷疼痛,乏力,胃纳差,恶心欲呕,大便溏,面色苍白或萎黄,口唇淡白无华,妇女见月经量少,色淡,舌淡苔少,脉细弦。治宜疏肝理气,健脾养血。

解郁养血疏肝汤。柴胡10克,当归10克,白芍12克,白术12克,茯苓15克,生姜3片,甘草6克,香附12克。

(3)肝郁脾虚,气滞血瘀:胁肋刺痛,情志不畅则痛加剧,胸闷,善叹息,纳呆,恶心欲呕,面色苍白,舌淡暗苔白,脉弦细。治宜疏肝健脾,化瘀通络。

膈下逐瘀汤。柴胡12克,川芎8克,香附10克,延胡索10克,当归10克,白术12克,桃仁8克,赤芍10克,甘草6克,丹

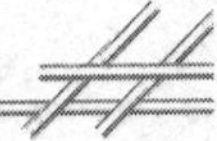

参15克，鳖甲15克。

(4)肝脾不调，水湿困阻：腹胀满，胸胁胀闷，胃纳差，恶心呕恶，排尿少，或大便稍溏，下肢水肿，面色无华，舌淡胖苔白腻，脉滑。治宜健脾柔肝，渗湿和中。

参苓白术散。党参15克，淮山药20克，白术12克，茯苓30克，薏苡仁30克，砂仁6克，莲肉10克，厚朴15克，大腹皮15克，柴胡10克，甘草6克。

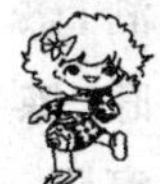

7. 慢性乙型肝炎患者应从“脾”论治

(1)脾胃湿热，疫毒蕴结型：平素因饮食不调，膏粱厚味，恣食酒酪或肥甘，酿成湿热内蕴脾胃；继而感染湿热疫毒(HBV)，而病患乙型肝炎。证见：肝区疼痛，腹胀脘痞，或胃脘嘈杂灼热，饮食减少或恶心欲吐，倦怠；或身目发黄，尿少而黄，大便秘结或泻下不爽，大便臭秽。舌质红苔黄腻，脉濡数。治应清热利湿，泻热解毒兼凉血化瘀。方用清利湿热汤：茵陈、大黄、猪苓、茯苓、半枝莲、金荞麦、蒲公英、赤芍、栀子、白花蛇舌草等。

(2)脾虚湿困，中阳不振型：肝病久治不愈，中气不足，水湿不运，或医者素投寒凉清解之剂，或因贪凉饮冷，致伤脾阳，中阳不振，寒湿停聚中焦，或禀赋不足，素体脾弱，感染乙型肝炎病毒而患乙型肝炎。证见：面色晦暗萎黄，两胁隐痛，纳少脘闷，肢倦乏力，头身困重，或腹胀便溏，口淡无味，不思饮食，神疲乏力。舌质淡苔白腻，脉濡缓。治应温运脾阳，芳香化湿兼化瘀解毒。方用健脾化湿汤：藿香、茯苓、佩兰、厚朴、薏苡仁、白术、桂枝、白蔻仁、草果、丹参、党参、黄芪等。

(3)脾气虚弱，运化失司型：肝炎病久体衰脾气虚弱；或禀赋不足素体脾虚，或劳倦过度饮食不节，脾土损伤，又复感乙型

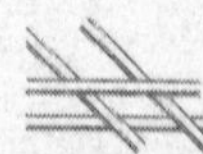

肝炎疫毒(HBV),机体免疫功能失调,正虚邪恋,罹患乙型肝炎迁延难愈。证见:两胁紧痛,身困乏力,食欲缺乏,或食后腹胀,面色黄白无华,口淡乏味,尿微黄。大便溏泄或下肢微肿。舌质淡红,苔薄白或微黄,脉缓无力。治应益气健脾,和胃化滞兼活络运湿。方用益气健脾汤:党参、白术、黄芪、茯苓、半夏、虎杖、陈皮、麦芽(后下)、神曲、鸡内金(研冲)、丹参、炙甘草等。

(4)脾虚失运,痰瘀互结型:素体脾虚或肝病肝失疏泄,肝病脾虚,运化失司,不能输布津液,水湿停聚酿痰;或嗜酗酒,恣食生冷肥甘,湿痰内生;或肝病日久,肝肾虚损,阴虚则火旺,炼液成痰,阳虚则寒湿,水泛为痰,痰湿滞留,气血凝滞脉络瘀阻,痰瘀互结,致使乙型肝炎迁延难愈。证见:胁肋刺痛,形体肥胖,面色晦暗,或见赤缕红丝,肝脾大,或有脂肪肝。头晕心悸,难眠或嗜睡,倦怠乏力,脘闷食差或厌油腻厚味,恶心多痰,大便溏而不爽,朱砂掌。唇舌紫暗或有淤点、淤斑,脉沉细涩或弦滑。治应益气健脾,运化痰湿兼活血化瘀。方用健运痰瘀汤:党参、茯苓、半夏、虎杖、郁金、厚朴、旋复花、防风、黄芪、蜈蚣(研冲)、山楂、瓜蒌、土鳖虫、炮山甲等。

并加服“皂矾七蛭丸”:皂角、明矾、三七、水蛭等。每日3次,每次服4～6粒。

若脾肾阴虚,炼液成痰。证见:消瘦,面色黯晦,肝区隐痛或闷痛,口咽干燥,或咽部痰阻,腰膝酸软,头晕眼花,烦躁失眠。舌红少苔,脉弦细数。治应滋养脾肾阴液,除痰活血。方用玄杞蛎贝汤(自拟):玄参、枸杞子、何首乌、山药、茯苓、牡蛎、川牛膝、大贝母、知母等。

(5)脾虚血亏,肝脏失养型:脾为生化之源,肝为藏血之脏,若脾虚化源匮乏,脾虚血亏,肝脏失养,肝脾虚损,功能低下,抗病能力减弱,不能驱邪外出,致使乙型肝炎迁延难愈。证见:胁

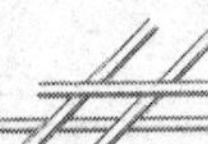

胁隐痛，面色萎黄，肌肤不泽，腹胀纳差，大便溏薄，或心悸少寐，两目干涩，视物昏花，爪甲无华或凹陷。舌质淡白，苔薄白，脉濡细。治应益气健脾，养血生血兼祛湿通络。方用补脾生血汤：党参(人参)、茯苓、当归、白芍、桂圆肉、黄芪、阿胶、丹参、赤芍、虎杖、炙甘草、大枣等。

(6)脾胃阴虚，肝失滋养型：素体精血亏虚，脾阴不足；或肝病日久，阴津耗伤，或医者投以温补香燥之剂灼伤阴津，脾胃阴虚，肝失滋养，致使乙型肝炎迁延难愈。证见：肝区隐痛不适，失眠多梦，倦怠乏力，短气懒言，食纳减少，食后腹胀，口干少津，口渴喜饮，大便干结，舌红舌干少津，脉细弱而数。治应滋补脾胃，疏肝和胃兼凉血活络。方用滋养脾胃汤：沙参、麦门冬、白芍、生地黄、石斛、扁豆、山药、赤芍、丹参、虎杖、蒲公英、麦芽等。

(7)脾胃失运，肝气郁结型：肝病久治不愈，情怀不悦，抑郁伤脾，或饮食劳倦，思虑过度致伤脾土。脾虚肝郁，脾虚则运化失司，化源不足，抗病能力低下，免疫失调，肝郁则失条达，一则横逆犯脾，再伤脾胃，二则气血逆乱脏腑功能失调，不能驱邪(HBV)外出，致乙型肝炎久治不愈。证见：胁肋胀痛，胸胁闷胀，攻掌作痛，胸脘痞闷，嗳气，矢气稍舒，恶心欲呕，纳呆腹胀，大便溏泄，善太息，情志抑郁。舌质淡苔薄白或腻，脉细弦。治应益气健脾，疏肝解郁兼活血化瘀。方用扶脾抑肝汤：党参、黄芪、茯苓、白术、柴胡、郁金、香附、丹参、麦芽、虎杖、当归、白芍、白花蛇舌草等。

(8)脾肾阳虚，肝失温煦型：肝病日久，体力消耗严重，气阳日衰，脾肾阳虚；或肝病治不得法，误投寒凉致伤脾阳，日久及肾；或素体禀赋不足，脾肾阳虚。“脾阳根于肾阳”，脾阳不足，不能化生水谷精微以养肝肾，肾阳不足不能温煦脾阳以运化升清。又“肾主一身之阴阳”,“肝肾同源”,肾阳不足必涉及肝的气阳虚损,肝阳不足则升发疏泄失调而影响脾肾。三者相互影响,此型为慢肝的常见证型,是后期的严重阶段,亦多见于肝硬化。证见:神疲乏力,面浮足肿,形寒肢冷,腰膝酸软,食欲缺乏,大便溏泄,甚或食谷不化,滑泻失禁,腹满膨胀,少腹冷痛。舌质胖嫩苔薄白,脉沉细无力或沉迟。治应益气健脾,温阳补肾兼升发肝阳。方用温补脾肾汤:人参、干姜、白术、附片、淫羊藿、仙茅、巴戟天、补骨脂、五味子、黄芪、丹参、虎杖、炙甘草等。

以上各方均随证加减,每日1剂,水煎服。3个月为1个疗程。亦可将药研粉,每次4～6克,每日2～3次,糖水或蜂蜜调服,疗期1～4疗程。

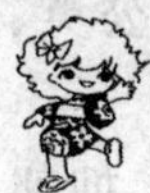

8. 乙型肝炎的五种中药降酶法

(1)苦寒降酶法:用茵陈蒿汤、龙胆泻肝汤、茵陈四苓散加减:茵陈10克,栀子9克,大黄9克,龙胆草15克,黄芩10克,蒲公英10克,板蓝根12克,车前子12克,泽泻10克,丹参10克,郁金9克,滑石15克,甘草5克。

用于皮肤巩膜发黄、黄色鲜明、胸中烦闷、脘腹胀、恶心欲吐、口干口黏、食欲缺乏、大便结、排尿深黄、苔黄腻、脉濡数或弦数。

苦能燥湿,寒能清热,并佐能化湿,利湿和通腑之品,使湿热从二便分消,湿热祛而酶自降。

(2)甘温降酶法:用归芍六君汤、逍遥散、补中益气汤合剂加减:党参15克,黄芪12克,黄精10克,当归5克,白芍10克,白术10克,茯苓12克,柴胡7克,郁金9克,丹参10克,木香9克,陈皮6克,焦三仙各10克,大枣25克。

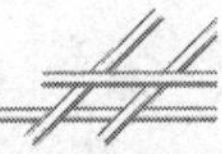

应证于面色暗黄、倦怠乏力、口淡乏味、食欲缺乏、大便溏薄、胁痛或胀、排尿黄或不黄、舌淡胖脉弦细或沉细。

慢性乙型肝炎或其他型乙型肝炎，如肝血不足、脾气虚弱，丙氨酸转氨酶升高者，用利湿药健脾养肝，使肝血得养，脾气得补，气血充足而酶自降。

(3)酸甘降酶法：用六味地黄汤加减：沙参15克，石斛10克，当归5克，白芍10克，木瓜10克，乌梅9克，五味子6克，生地黄15克，牡丹皮10克，地骨皮10克，枸杞子10克，川楝子3克，茵陈12克，甘草5克。

胁痛隐隐，手足心热，午后低热，头晕颧红，心烦易怒，口干溲黄，面、颈、手可见血缕，血虚，自虑，肝掌，舌质红，脉细弦数。

用于慢性乙型肝炎或肝硬化，见到肝肾虚而丙氨酸转氨酶升高者，用酸甘化阴、滋养肝肾、阴血充足，肝得滋养而酶自降。

(4)活血降酶法：用桃红四物汤、膈下逐瘀汤合剂加减：桃仁10克，红花9克，当归9克，赤芍12克，丹参9克，郁金10克，香附10克，牡蛎5克，鳖甲7克，柴胡5克，血竭9克，茜草10克，配三七粉3克。

适用于胁病较甚或刺痛、胁下有淤块，面色晦暗，面颈可见血缕、血痣。下肢皮肤可见紫癍，舌质紫晦或紫斑、脉涩或弦。

活血化瘀、疏肝通络药、肝血通畅而丙氨酸转氨酶则下降。

(5)乙型肝炎汤：党参30克，麦芽30克，半枝莲30克，旱莲草30克，女贞子30克，桑葚30克，丹参30克，虎杖30克，贯众30克，郁金15克。每日1剂，水煎服。治疗第三个月时虎杖、贯众、半枝莲，每日减至半量。1个月为1个疗程。

清热解毒，补益脾肾，疏达肝气，养肝血，滋肾阴，活血化瘀，淡渗去湿。适用于乙型肝炎。

如出现黄疸、疲乏、口干苦、尿黄、苔腻、脉弦滑者，加金钱草、茵陈、土茯苓;兼头晕,失眠梦多,五心烦热,耳鸣,脉细者,加生地黄、酸枣仁、龙骨、牡蛎;兼肝脾大,胸翳胁痛者,加三棱、木香;兼面色萎黄,腹满便溏者,加黄芪、厚朴、苍术、云茯苓、山楂叶。

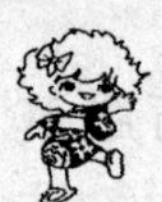

9. 治疗乙型肝炎常用的中成药

(1)苦参碱注射液:苦参碱具有多方面的药理作用及临床功能,如抗炎,抗菌,抗过敏,消肿利尿,利胆,解毒,并对乙型肝炎表面抗原的分泌复制具有抑制作用,可使肝细胞炎症和坏死明显减轻,增加胆汁流速,消退黄疸。

(2)茵栀黄注射液:是中药茵陈、栀子、黄芩的乙醇提取物的混合物,具有降低丙氨酸转氨酶和退黄的作用,是临床使用多年的药物。近年来发现,茵栀黄注射液不良反应较多,并且严重,在使用时要引起高度重视,对过敏体质者尤其要慎重。

(3)大黄䗪虫丸:大黄䗪虫丸是汉代名医张仲景《金匮要略》中的著名处方,由大黄、䗪虫、水蛭、蛴螬、干漆、白芍、黄芩、生地黄、甘草等组成。具有破血散瘀,养血敛阴,柔肝止痛等作用,对于乙型肝炎病毒入侵,久病不愈的慢性乙型肝炎,肝硬化所致肝气郁结,气滞血瘀引起的诸多症状,如面色灰暗,或肝脾肿大,质地较硬,蜘蛛痣,肝掌等均有效。

(4)肝复乐片:肝复乐片是由党参、白术、鳖甲、沉香、柴胡等 20 多味中药组成的复方中药制剂,具有疏肝健脾,化瘀散结,解毒抗癌的作用。

(5)安宫牛黄丸:安宫牛黄丸是历史悠久的著名中成药,主要由牛黄、犀角、麝香、黄芩、黄连、山栀子、郁金、冰片、朱砂组成。具有清心开窍,豁痰解毒。现代药理学研究表明:安宫牛

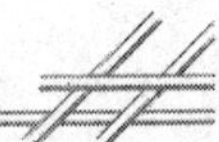

黄丸具有镇静,抗惊厥,解热,消炎,降低机体耗氧量作用,对细菌毒素损害脑细胞有保护作用。是目前治疗肝性脑病的首选中成药之一。

(6)灭奥灵片:灭奥灵片由刺五加、冬虫夏草、金银花、板蓝根组成。该药具有提高免疫功能,抑制病毒复制,滋养肝肾,清热解毒等功效。临床上用于急性乙型肝炎、慢性乙型肝炎,以及乙型肝炎表面抗原阳性和健康携带者的治疗。对于乙型肝炎病毒,HBsAg 阴转有较好的疗效。

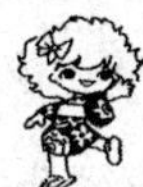

10. 单味中药治疗各型乙型肝炎

(1)慢性轻度乙型肝炎:五味子 2～6 克代茶饮,对轻度丙氨酸转氨酶升高患者有一定降酶作用。《中药学》称五味子性温味酸,归肺、肾、心经,有敛肺滋阴、生津敛汗、涩精止泻、宁心安神的作用,特别对阴虚的患者效佳。用木瓜 6～12 克代茶饮,此药可增强机体免疫能力,抗病毒,对食少、纳呆、食欲缺乏、消化不良等症状效果最好。《中药学》称其性酸温,归肝、脾经,有舒筋活络、化湿和胃的作用。如果既有丙氨酸转氨酶升高,又有食欲缺乏者,可用两种药配伍代茶饮。

(2)慢性乙型肝炎:用蚤休 5 克代茶饮或煎服,其性寒味苦,归肝经,有清热解毒、消肿止痛的作用,对乙型肝炎和肝热的患者有益。虎杖 10～30 克代茶饮,其性寒味苦,归胆、肺经,能活血定痛,清热利湿,解毒化痰止咳,对慢性乙型肝炎、胆囊炎、胆石症均有一定效果。山豆根 6～10 克,半枝莲 10～15 克代茶饮,可抗病毒。

(3)慢性活动性乙型肝炎

①用青叶胆 15～30 克代茶饮,其性寒味苦,具有清肝胆湿

热的作用,可降低丙氨酸转氨酶,保护肝脏。

②用鸡骨草 10～15 克代茶饮,其性凉味甘淡,可清热利湿,疏肝活血止痛,对血清胆红素升高的患者有一定疗效,可用于急性黄疸型乙型肝炎。

③用垂盆草 10～30 克代茶饮,其性凉味甘淡,微酸,归肝、胆、小肠经,可清热解毒利湿,用于湿热黄疸,排尿不利之证,对丙氨酸转氨酶和血清胆红素升高的患者有良好效果,并可使口苦、胃纳不佳、排尿黄赤等湿热之证缓解和消除。

④用赤芍 10～15 克代茶饮,可降低血清胆红素。

⑤用葛根 10～20 克代茶饮,也有同效。

(4)慢性乙型肝炎合并早期肝硬化:此病除服抗肝纤维化药物外,如肝功能处于代偿期,可配合使用上述抗病毒中药;如处于失代偿期,除必要的治疗外,还应提高蛋白质摄入量,以治疗肝硬化腹水。另外,还可用中药阿胶冲服或煎服,每次 5～10 克;龟版胶冲服或煎服,每次 10～30 克。但这两种药多服有碍消化。

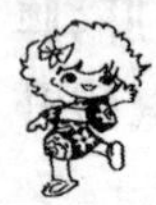

11. 保肝降酶、降黄中草药

(1)保肝降酶中草药

①北五味子 10～20 克,捣碎后水煎服,每日 1 次。其有效成分为五味子乙素。以它为主的成药有联苯双酯、五仁醇胶囊、肝得宁等。

②青叶胆或女贞子 10～15 克,捣碎后水煎服,每日 1 次,有效成分为齐墩果酸。以它为主的成药为齐墩果酸片。

③水飞蓟种子 30 克,与其他中药配伍做蜜丸,每次 6～9 克,每日 3 次。以它为主的成药为益肝灵片。

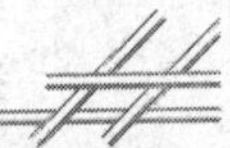

④垂盆草 10～30 克，水煎服，每日 1 次。以它为主的成药为垂盆草糖浆、冲剂和护肝片等。

⑤山豆根 10～15 克，水煎服，每日 1 次。以它为主的成药为乙型肝炎灵注射液。

(2)保肝降血清胆红素的中草药

①茵陈 10～25 克，水煎服，每日 1 次。以它为主的成药为茵栀黄注射液。

②阴行草 10～20 克，水煎服，每日 1 次。以它为主的成药为金酸苹糖浆。

③螃蜞菊 10～30 克，水煎服，每日 1 次。以它为主的成药为螃蜞菊糖浆和注射液。

④黄芩 10～15 克，水煎服，每日 1 次。以它为主的成药为黄芩苷注射液。

⑤大黄 10～50 克，水煎服，每日 1 次。以它为主的成药为大黄静脉注射液。

⑥田基黄 10～25 克，水煎服，每日 1 次。以它为主的成药为田基黄注射液。

(3)保肝抗纤维化中草药

①灵芝 1.5 克，每日 1 次，研磨，开水冲服。以它为主的成药为灵芝多糖。

②冬虫夏草 1 克，研磨，开水冲服，每日 1 次。以它为主的成药为复方鳖甲软肝片。

③丹参 10～15 克，水煎服，每日 1 次。以它为主的成药为复方丹参注射液。

(4)保肝抗病毒的中草药及其制剂：主要适用于乙型肝炎病毒-DNA 阳性或乙型肝炎病毒 e 抗原阳性的慢性乙型肝炎或肝硬化患者。

①苦参 10～20 克,水煎服,每日 1 次。以它为主的成药为苦参素注射液、苦参碱注射液。

②苦味叶下珠 15～30 克,水煎服,每日 1 次。以它为主的成药为叶柴冲剂、叶下珠片。

③甜瓜蒂,本药不宜口服。以它为主的成药为葫芦素片。

④白花蛇舌草 10～30 克,水煎服,每日 1 次。以它为主的成药为碧云砂乙型肝炎灵。

(5)保肝升蛋白的中草药及其制剂:主要适用于蛋白比值倒置的慢性乙型肝炎或肝硬化患者。以大枣、紫河车、阿胶、龟版胶、牡荆等组成复方,或水煎服,或制蜜丸。主要中成药有复方当归丸、乌鸡白凤丸、河车大造丸。

以上中草药及其制剂均应在医生的指导下使用。

(四)乙型肝炎患者的自然疗法

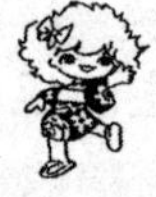

1. 急性乙型肝炎患者饮食总原则

急性乙型肝炎患者出现食欲缺乏、恶心、腹胀、呕吐、厌油腻等症状,应以清淡易消化、富于营养的流质、半流质饮食为宜。在营养平衡的原则下,供给足够的蛋白质、糖类、脂肪,控制热能的摄入。

(1)要保持蛋白质摄入量:可吃些豆浆、鱼汤、蛋羹等,待病情稳定后,可食牛奶、瘦肉、鱼、鸡蛋、豆腐皮等。但急性发作期蛋白质摄入不宜过多,否则会加重患者肝脏的负担。

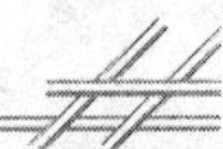

(2)吃含糖丰富的食物:主要为粮食和食糖,但患者除正常饮食外,不要过多地食用葡萄糖、果糖、蔗糖。因为吃糖过多会影响食欲,在肠道内发酵加重腹胀气,产热能过剩会转化为脂肪,贮存在肝脏,促发脂肪肝。社会上流传的“乙型肝炎患者吃糖越多越好”的说法是不科学的。适量供应保证热能的需要,减少蛋白质的分解,对乙型肝炎的恢复是有利的。

(3)适量摄入脂肪:脂肪可提供热能,有利人体吸收维生素A、维生素D、维生素E、维生素K,且对促进食欲有好处。所以,目前主张对脂肪不必过分限制。脂肪就是食用油、肥肉等食物。

(4)多食富含维生素的食物:维生素有增强肝脏修复、解毒、止血的功能。可选食含维生素多的食物,如新鲜蔬菜、水果、谷类、豆类、猪肝、鱼、乳制品等,这些食品中还含有人体必需的钙、磷、镁、锌等无机盐元素。

(5)多饮水:慢性乙型肝炎患者的饮食调理,过去很长时间一直强调“三高一低”,即高蛋白质、高糖、高维生素和低脂肪。但近年来的研究证明,这种饮食模式会引起患者肥胖及并发脂肪肝,甚至肝功能长期不正常,尤其是过量的蛋白质和糖会加重肝脏负担,造成消化不良,使肠内产生一些腐败物质,进一步损害肝脏。因此,应改变“三高一低”,强调营养平衡的原则,适量增加水分供应是很有必要的。

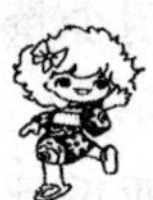

2. 乙型肝炎患者饮食六项注意

(1)饮食结构要合理

①保证充足的热能供给。一般每日以8 400～10 500千焦(2 000～2 500千卡)比较适宜。适量的热能可以节约蛋白质的

消耗，增强体力，促进肝细胞的再生与修复；但热能过高会造成体重增加，导致脂肪肝。

②糖类。一般可占总热能的60%～70%，以利于肝糖原的储备，保护肝脏，维持肝脏的功能，可适量地补充纯糖食品如白糖、葡萄糖、糖果。过去采用的高糖饮食也要纠正，因为高糖饮食，尤其是过多的葡萄糖、果糖、蔗糖会影响患者食欲，加重胃肠胀气，使体内脂肪贮存增加，易致肥胖和脂肪肝。糖类供给主要应通过主食。

③蛋白质。为促进肝细胞的修复与再生，应增加蛋白质供给，一般应占总热能的15%，特别应保证一定数量优质蛋白，如动物性蛋白质、豆制品等的供给。

④脂肪。脂肪摄入一般可不加限制，因乙型肝炎患者多有厌油及食欲缺乏等症状，通常情况下不会出现脂肪摄入过多的问题。禁食动物油脂。当肝功能较差时，则应适当减少脂肪的供给，尤其要控制胆固醇的摄入量。

⑤保证维生素供给。维生素 B_1、维生素 B_2、尼克酸等 B 族维生素，以及维生素 C，对于改善症状有重要作用。可口服多种维生素制剂。要多食蔬菜、水果，以补充足够的维生素和纤维素，也有助于促进消化功能。

(2)食量要恰当：肝病使消化功能减弱，食之过饱常导致消化不良，也加重肝脏负担。所以有人提出吃饭八成饱最好。暴饮暴食对肝脏，对胃肠功能都不利。乙型肝炎患者宜采用少量多餐。

(3)供给充足的液体：适当多饮果汁、米汤、蜂蜜水、西瓜汁等，可加速毒物排泄及保证肝脏正常代谢功能。

(4)家中烹调菜肴

①选用新鲜无污染的绿色食品，慎用食品添加剂，杜绝霉

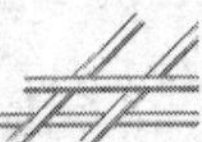

变(如发霉花生,大米)及各种腐败变质食品。

②宜用蒸,煮,烩,炖,氽,炒等烹调方法。不宜吃炸、煎、熏、烤食品。

(5)合理应用中药补药:轻中型乙型肝炎患者不提倡用人参等补药,正常饮食可以提供足够的营养成分。重症肝病、肝硬化患者在服用补药时,最好征求中医医生的意见,辨证施治。盲目服用大量多种补药,不一定有益。

(6)失代偿期肝硬化患者饮食中的蛋白质含量不宜过高:因为蛋白质易在肠道被细菌分解产生氨气,而氨是导致肝昏迷的重要因素之一。急性乙型肝炎或重症乙型肝炎恢复期的患者要低糖饮食,否则易发生脂肪肝。

总之,肝病饮食并无特殊,足够的热能,适量的蛋白质,丰富而全面的维生素,适量的纤维素即可。在饮食上有太多的禁忌可导致营养失调,过多地依赖中药补药而忽视正常饮食则是舍本逐末之举。

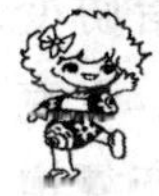

3. 乙型肝炎患者最需要的营养

肝病患者,尤其是慢性肝病患者应充分注意饮食中的营养平衡,每日必须摄入以下四类食物以帮助肝脏康复:

(1)牛奶、奶制品、鸡蛋等富含蛋白质、无机盐、维生素、脂肪的食物,这类食物以营养丰富而见长。

(2)鱼、肉、豆制品等食物,这类食物被人体吸收后有助于血液、肌肉组织的生长。

(3)蔬菜、瓜果、芋类、菌菇类、海带等富含维生素和无机盐的食物,这类食物有助于人体的营养平衡。

(4)米饭、谷类等糖类,以及油脂等食物,这类食物可以补充人体热能，提供人体生命活动的基本热能。

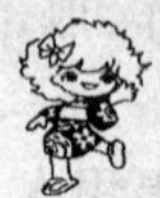

4. 乙型肝炎患者的营养搭配

(1)热能适量：过去，人们提倡高热能饮食可改善患者临床症状，现证明效果适得其反，许多患者由此而发生脂肪肝、糖尿病等并发症。高热能可增加肝脏负担，加重消化功能障碍，影响肝功能恢复，延长病程。如热能过低则会增加体内蛋白质耗损，不利于肝细胞修复与再生，故乙型肝炎患者热能供给需要与其体重、病情及活动情况相适应，尽可能保持热能收支平衡，维持理想体重。

(2)供给优质蛋白：乙型肝炎使肝内蛋白分解加强，重症乙型肝炎常有蛋白质代谢紊乱，酶活性异常、机体免疫功能降低、凝血系统功能障碍等生理、生化代谢紊乱。若饮食中蛋白质供给不足，可引起血浆蛋白下降。供给足量优质蛋白可提高酶活力，改善机体免疫功能，增加肝糖原贮存，改善肝细胞脂肪变性，有利于肝细胞修复和肝功能恢复。每天按 1.5～2 克/千克体重，占总热能 15%左右。由于饮食中蛋白质增加引起产氨增多，使血氨增高，故应供给产氨低的蛋白质食物为宜。食物中奶类产氨最少，蛋类次之，肉类较多。大豆蛋白中含支链氨基酸较多，与动物蛋白混用，更能发挥互补作用和减少氨的来源。如有其他合并症，蛋白质供给量需作相应调整。

(3)适量供给脂肪：饮食中的脂肪不应过分限制，以免影响机体热能供给和降低食欲。但对油腻的食物应当避免，特别是黄疸尚未消退者。乙型肝炎患者胆汁合成和分泌减少，脂肪消化和吸收功能减弱。因此，脂肪供给过多时会出现脂肪肝，而供给量太少会影响患者的食欲和脂溶性维生素的吸收。脂肪

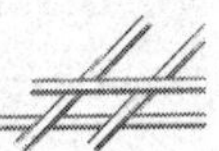

60克/日左右,或占总热能20%;烹调用植物油为宜。

(4)适量糖类:糖类对蛋白质有保护作用,并促进肝脏对氨基酸的利用。但过多糖类摄入超过机体需要时,会转化为脂肪贮存在体内,引起肥胖、血脂异常、脂肪肝等并发症,对机体恢复不利。其供给量应占总热能60%~65%,全天约350克主食,并应给新鲜的蔬菜和水果。食用过多的果糖和甜点心,可影响胃肠消化道酶的分泌,降低食欲;糖发酵产气又可加重胃肠的胀气。

(5)足量维生素:维生素与肝病有密切关系,多种维生素贮存于肝脏内,且直接参与肝内生理生化代谢。严重肝病时,维生素吸收障碍,可引起维生素C、维生素B_1、维生素B_2、维生素K、维生素E、维生素A等缺乏。增加维生素的供给量,有利于肝细胞的修复,增强解毒功能,提高机体免疫力。维生素C、维生素E和维生素K联合使用治疗乙型肝炎,可改善乙型肝炎患者的症状和促进肝功能好转。选用维生素含量丰富的食物,如绿叶蔬菜、番茄、胡萝卜、豆类、动物肝脏、乳类、水果等。一般患者应选择清淡、易消化的半流质饮食、软饭,恢复期可用普通食谱。食物供给要做到量少、质精,以减轻肝脏负担,并尽可能地照顾患者口味和饮食习惯。肝脏病患者应忌酒和含酒精饮料,忌辛辣及强烈刺激调味品,产气、油煎、油炸食物等应少食。病毒性乙型肝炎低脂饮食参考食谱(表4)。

表4　乙型肝炎一日低脂饮食食谱

食物名称	用量(克)	食物名称	用量(克)
富强粉	100克	粳米	150克
面包	50克	牛奶	250毫升
鸡蛋	40克	猪肝	50克
鲫鱼	80克	白糖	35克

续表

食物名称	用量(克)	食物名称	用量(克)
番茄	100 克	黄瓜	100 克
生菜	100 克	青菜	150 克
苹果	100 克	香蕉	100 克
豆油	25 克	食盐	6 克

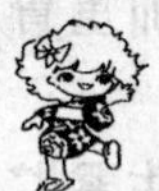

5. 乙型肝炎患者一日食谱举例

早餐:大米粥(大米 50 克),花卷(面粉 50 克),煮茶蛋(鸡蛋 50 克),拌黄瓜(黄瓜 100 克)。

加餐:苹果 100 克。

午餐:大米饭(大米 150 克),炒肝尖笋片(猪肝 100 克,莴笋 100 克),黄瓜汤(黄瓜 50 克,猪瘦肉 10 克,香菜 30 克)。

加餐:香蕉 100 克。

晚餐:小米粥(小米 50 克),千层饼(面粉 100 克),肉丝炒芹菜(猪瘦肉 50 克,芹菜 50 克),五香豆腐卷(干豆腐 50 克,卷心菜 50 克)。

全日烹调用油 20 克。

全日热能 9 450 千焦(2 250 千卡)左右。

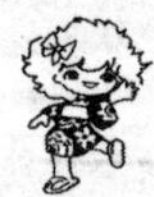

6. 乙型肝炎患者肝脏修复要适当补充蛋白质

维持人体日常生活的正常生理代谢所需蛋白质,每日是 70 克左右,而乙型肝炎患者因肝脏修复,蛋白质需要量要大一些,每日应维持在 100 克左右。富含蛋白质的食物主要有鱼类、蛋

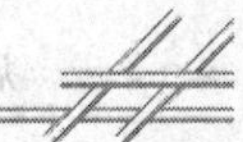

类、奶类、动物的瘦肉，以及各种豆制品。在补充蛋白质的过程中，应做到动、植物蛋白搭配均衡，从而保证不同氨基酸的摄入(表 5)。

表 5 常用食物中蛋白质含量(克/100 克)

食物名称	蛋白质含量	食物名称	蛋白质含量	食物名称	蛋白质含量
猪肉	13.3～18.5	小麦	12.4	大白菜	1.1
牛肉	15.8～21.7	小米	9.7	菠菜	1.8
羊肉	14.3～18.7	玉米	8.6	油菜	1.4
鸡肉	21.5	高粱	9.5	黄瓜	0.8
鲤鱼	18.1	面粉	11.0	橘子	0.9
鸡蛋	13.4	大豆	39.2	苹果	0.2
牛奶	3.3	花生	25.8	红薯	1.3
稻米	8.5	白萝卜	0.6		

蛋白质虽然非常重要，但并非越多越好，如果供应量超出每天的需求量，则会增加肝脏的负担，增加脂肪的合成，严重者则导致脂肪肝。严重的肝病患者，如重型乙型肝炎、晚期肝硬化并有肝昏迷倾向时，应改为低蛋白饮食。因为蛋白质是一种含氨的物质，在体内代谢过程中可产生氨，而氨对人体是有毒的．当肝功能严重受损时，肝脏的脱氨作用减退，血氨增多是产生肝昏迷的主要原因之一。

100 克蛋白质中平均含氮量为 16 克，即每克氮相当于 6.25 克蛋白质(100/16 ＝ 6.25)。因此只要测定生物样品中的含氮量，就可推算出其中蛋白质的大约含量。每克样品含氮克数×6.25×100＝100 克样品中蛋白质含量(克％)。蛋白质的基本单位是氨基酸。

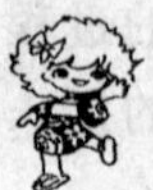

7. 乙型肝炎患者吃水果注意事项

乙型肝炎患者每天适当吃点水果有益于健康，但要注意以下几个问题。

(1)要适量：吃得太多会加重胃肠负担，影响消化吸收，甚至诱发其他疾病。

(2)要新鲜：新鲜水果含大量维生素 C，可增加营养，保护肝脏。腐烂水果会产生有害物质，加重肝脏负担。

(3)要选择：一般乙型肝炎患者，可选择苹果、柑橘、葡萄、梨、椰子等；脾胃虚寒泄泻者，宜吃桂圆、荔枝、山楂、大枣，不宜吃柿子、香蕉、甘蔗、柚、桑葚；肝硬化腹水需利尿者，宜吃柑橘、李子、梅子、椰子等；肝气郁结者，宜吃金橘、橘饼等。

(4)要清洗：由于水果皮上常有残遗农药、催化剂，故吃前一定要洗净；冬天吃水果最好去皮后用开水温一下。

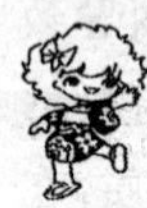

8. 乙型肝炎患者饮用牛奶注意事项

牛奶的营养价值很高，新鲜牛奶中含有丰富的蛋白质，以及钙、镁和维生素 B_1、维生素 B_2、维生素 C。营养专家建议，肝病患者应每日喝 2 杯牛奶，它可补充每日所需蛋白质的 1/10，每日所需维生素 B_2 的 1/4 和维生素 A 的 1/8。乙型肝炎患者饮用牛奶应注意：

(1)乙型肝炎急性期或慢性乙型肝炎活动期不宜饮用牛奶，在消化道症状缓解及康复期饮用为好。肝硬化伴有肝昏迷或有肝昏迷倾向者不宜喝牛奶，否则会诱发肝昏迷。

(2)不宜大量饮用，牛奶中含有 5%乳糖，当体内乳糖酶不

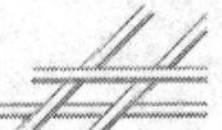

足时，过多过快地饮用牛奶，乳糖不能消化吸收，易引起腹胀、腹泻。所以，喝牛奶时宜小口喝，待唾液与牛奶混匀后再咽下。

(3)不宜空腹饮用，若空腹喝牛奶，牛奶中的蛋白质只能代替糖类转变为热能而被消耗，起不到蛋白质构造新组织、修复旧组织的作用。

(4)不宜加糖饮用，因为蔗糖在胃肠道内的分解产物会与牛奶中的钙质中和，不但不利于钙的吸收，反而会促使细菌发酵产气，导致腹胀。

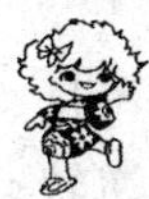

9. 乙型肝炎患者切莫吃蒜杀病毒

很多人认为，大蒜能抗菌、抗病毒，于是就用吃大蒜来预防乙型肝炎，甚至有人在患乙型肝炎后仍然每天吃大蒜。这种做法对乙型肝炎患者极为不利，因为大蒜对乙型肝炎病毒没什么作用。相反，大蒜的某些成分对胃肠还有刺激作用，可抑制肠道消化液的分泌，影响食物消化，从而加重乙型肝炎患者的恶心等诸多症状。另外，大蒜的挥发性成分可使血液中的红细胞和血红蛋白等降低，并有可能引起贫血，不利于乙型肝炎的治疗。

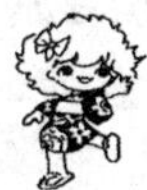

10. 乙型肝炎患者不忌酒等于慢性自杀

(1)酒精对肝脏有直接的伤害作用：据临床观察，急性乙型肝炎潜伏期的患者，由于大量饮酒，可突然发生急性肝功能衰竭；慢性乙型肝炎一次大量饮酒可引起慢性乙型肝炎活动，激发黄疸；乙型肝炎表面抗原长期阳性的患者，长期饮酒易致肝硬化和促进肝硬化失代偿，还可能促发肝癌，缩短寿命。

同等轻重的乙型肝炎患者,喜饮酒者的疗效明显不如不饮酒者疗效好。乙型肝炎患者的肝功能已受到损害,各种代谢乙醇的酶类活性降低,肝脏解毒功能下降,因此即便少量饮酒,损害也是很大的。所以,有肝病的患者禁酒是自我调养的基本要求。

(2)酒精可以引起一系列病变:长期大量饮酒导致的中毒性肝损伤,包括酒精性脂肪肝、酒精性乙型肝炎与酒精性肝硬化,这三型酒精性肝病的发生和饮酒史长短、饮酒量多少及营养状况有关,可单独出现,但多混合存在。

酒精性脂肪肝是早期病变,常无明显症状,可有消化不良、上腹隐痛、肝大质软,偶见轻度黄疸,戒酒3～6周后多可逆转;酒精性乙型肝炎多有症状加重,很似病毒性乙型肝炎或中毒性乙型肝炎,可见黄疸加深,甚至呈肝内胆汁淤积,或伴有发热、脾大、腹水,重症者有肝功能衰竭的表现,但如能及时治疗尚可逆转;晚期进入不可逆转的酒精性肝硬化阶段,可表现为典型的肝硬化。

酒精性乙型肝炎实验室检查多见血清门冬氨酸转氨酶(AST)升高,丙氨酸转氨酶(ALT)正常或轻度升高,AST/ALT比值＞1.15;有肝内胆汁淤积者,其血清转肽酶、碱性磷酸酶明显增高,和血清胆红素的增高不成比例;甲胎蛋白阴性,可与原发性肝癌相鉴别。本病有血脂异常及低蛋白、高球蛋白血症,凝血酶原时间延长,有时出现低血糖,可有乳酸血症。

总之,酒精对于乙型肝炎患者来说,无异于一剂大毒药,是有百害无一利的。对于所有的乙型肝炎患者来说,严禁饮酒应该说是一种最基本的自我保养措施。

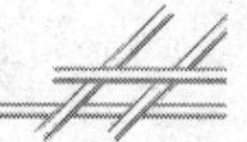

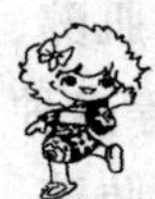

11. 可辅助治疗乙型肝炎的食品

(1)茶类

①鲜柳树叶 15～30 克,开水冲泡,少加白糖当茶频服。柳树叶有清热解毒的功能,据近代药理研究发现,柳树叶有抑制细菌、病毒的作用,而且无任何不良反应。对乙型肝炎初期效果最佳。

②大枣 16 枚,茵陈 30 克,水煎当茶频服。此方中将茵陈抛去,食枣饮汤,对黄疸型甲型肝炎疗效较好,茵陈含有挥发性精油,其中主要成分为 B-蒎烯及茵陈烃叶酸。B-蒎烯有扩张胆管排除胆汁的功能,故能消退黄疸;茵陈烃有消炎作用,可以防止肝细胞坏死,促进肝细胞再生;大枣营养很丰富,内含糖、蛋白质、脂肪、淀粉、多种维生素和铁、磷、钙等无机盐及有机酸,是“天然维生素丸”。

③椰子汁 50 毫升,鲜生地黄汁 50 毫升(将生地黄洗净,榨出自然汁),加开水 500 毫升,当茶频服。本方适合于慢性乙型肝炎. 椰子肉白如凝雪,是种子的胚乳,它所含的脂肪和蛋白质是任何果品都望尘莫及的。一个椰子的蛋白质,能抵得上 113 克牛排。椰汁生津利尿,清热去暑,兼有解毒作用;生地黄汁清热凉血,滋阴养血,善于清除肝脏中病毒,保护肝脏的功能。

④橘子 1 个,荸荠(去皮)10 枚。橘子洗净,连皮与荸荠捣烂,开水冲泡当茶频服,每日 1～2 次。本方适用于急性乙型肝炎。橘子清热养阴;橘子皮又称陈皮、新会皮,能理气健脾、祛湿化痰;荸荠又名马蹄,是润肺养肝、生津止渴的佳品。

⑤金银花(鲜者佳)60 克,山楂(打碎)5 枚,冰糖少许。开

水冲泡，当茶频服。金银花清热解毒，它含有木樨草素、肌醇、皂苷、鞣质等，对乙型肝炎病毒、肺炎双球菌、痢疾杆菌等多种病毒、细菌有抑制作用；山楂含有多种黄酮类化合物、脂肪酶、内酯、糖类、苷类、柠檬酸、酒石酸、山楂酸、脂肪酶等，这些物质能强心、调脂，并有抗菌作用。

(2)汤类

①黄壳蚬子汤。黄蚬子500克，洗去泥沙，煮汤少佐盐，食肉饮汤，连服3～6日。蚬是一种软体动物，介壳形状像心脏，有环状纹，生在淡水软泥里。本品能补脾养肝兼有解毒功能。

②芋头当归汤。芋头500克，当归30克。先将芋头蒸熟去皮，再与当归同煮，加白糖适量做汤频食。芋头养胃补肝，当归养血化瘀。

③大枣木耳汤。大枣15枚，白木耳15克。先将白木耳浸泡，再入大枣(劈开)共煮成汤频饮食之。白木耳又名银耳，它含有蛋白质、脂肪、胡萝卜素、维生素 B_1、维生素 B_2、尼克酸、磷、钙、铁及17种氨基酸，是营养价值较高的营养品；大枣健胃补脾，有“见肝之病当先实脾”的功效。

④松子荞麦汤。松子仁30克，葵花子仁15克，荞麦30克。共煮成汤，一日量，分2次服。松子有抗衰老的功用，每百克松子仁中含蛋白质16.7克，脂肪63.5克，糖类9.8～13克。特别是松子所含脂肪为人体所需的亚油酸、亚麻酸等不饱和脂肪酸，对预防心血管病也有良好作用；荞麦能降血脂；葵花子营养十分丰富，也能降低血液胆固醇的含量，是软化动脉管壁、保肝降血压的妙品。

⑤菱角肉250克，荔枝肉100克，冰糖30克。共煎煮成汤，频服。此名养肝汤，是保护肝细胞的佳品。其中菱角肉能“补脾胃”、强腰膝、健身益气，还有行水、祛暑、解毒的功效；荔枝肉

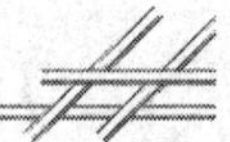

“最益脾肝精血”。

(3)粥类

①绿豆粥。绿豆30克,黄豆10克,黑木耳10克,共煮成粥,加白糖少许,频服。绿豆清热败毒,解暑消炎,它所含蛋白质达22.1%,超过大米、小麦,还含有脂肪、糖类、钙、磷、铁、胡萝卜素、维生素B_1、维生素B_2、尼克酸等。李时珍对绿豆有很高的评价,称它是:“真济世之良谷也。”黄豆中的硒,能防止致癌物质与正常细胞内的去氧核糖核酸结合,从而起到防癌作用。黑木耳中有一种“多糖体”物质,对肿瘤能发生中和性作用,并有免疫特性。

②燕麦粥。燕麦面30克,荞麦30克,白果仁(去壳)5枚。共煮成粥,分2次服,亦可少加白糖。燕麦的营养价值不低于大米、小麦,尤其是一些氨基酸的含量(如赖氨酸)相当于白面、大米的2倍以上。它有一种特殊的可溶性纤维,能降低胆固醇和心脏病的病死率;白果仁(去心)补脾平肝,能改善脑循环,降低高血压。

③百合粥。百合30克,桂圆肉30克,江米15克。先将百合浸泡12小时,后人桂圆肉、江米,加水,文火慢煮成粥,少加蜂蜜分2~3次服。百合清热养阴,宁心安神,是营养神经的高级补品;桂圆肉能补精养血、美颜色、润肌肤,凡因思虑过度引起的失眠、惊悸、多梦、头晕、记忆力减退,服用均有良好效果。此外,它还有壮阳、抗衰老、抗癌的功能。

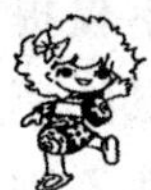

12. 乙型肝炎患者食疗方

(1)冰糖银耳粥:银耳含丰富的蛋白质和人体必需的氨基酸及少量脂类,且含大量胶原物质,能调脂和血液黏稠度,消除自由基，增加肝脏血液循环，抑制脂肪的肝脏沉积，保护肝细胞膜的完整。另外，银耳内含的多糖物质能提高机体免疫功能。本品为滋补肝肾，养颜通便的佳品。

(2)红枣枸杞子汤：大枣含多种糖类，提供肝脏各种营养和热能，含有大量的维生素A、维生素B_2和维生素C等，能保护肝细胞膜抗氧化。枸杞子含维生素A、维生素B_1、维生素B_2、维生素C及钙、磷、铁等无机盐、能补血降压，抑制脂肪在细胞内沉积并促进肝细胞再生，还可以调脂和胆固醇。本品适用于肝硬化、脾功能亢进患者。

(3)菊花绿豆汤：绿豆含蛋白质、脂肪、糖类、胡萝卜素和钙、磷等无机盐，与菊花同煮能增加清热解毒、利尿降压的效果，对降低门静脉压力和治疗腹水有辅助作用。

(4)蜂蜜紫米粥：紫米又称黑米，过去为御用供品，含丰富的蛋白质和微量元素，能补气血，滋阴补肾，加深睡眠，强壮腰膝，恢复体力；能润肤养颜乌发，增加身体抵抗力，对肝细胞、贫血有一定疗效，并对降低丙氨酸转氨酶，促进肝细胞合成蛋白质，抑制肝细胞纤维化有辅助作用。本品用蜂蜜调味比白糖效果更好。

(5)鲜豆浆：一般用黄豆制成，含优质蛋白、人体必需氨基酸和无机盐，参与肝脏合成蛋白质，消肿利尿，清热降火，有助于降低门脉压。阻止肝硬化发展，提供肝细胞各种营养物质。

(6)香菇芝麻肉汤：香菇含有多种人体必需的氨基酸和微量元素，如铁、铜、锌、硒等，也含有几种多糖，食用本品不仅提高机体免疫力，而且可促进细胞膜再生。芝麻中含有大量的不饱和脂肪酸和丰富的维生素E，能消除肝内脂肪，对慢性乙型肝炎和脂肪肝有一定治疗作用。

(7)泥鳅豆腐汤：泥鳅500克，豆腐250克，食盐适量，加入

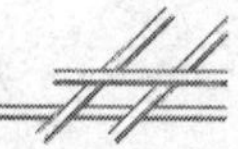

清水煮熟而成。清利湿热、利湿排尿，适用于黄疸型乙型肝炎，肝硬化腹水。

（8）红枣花生汤：大枣、花生、冰糖各50克，加入清水先煮大枣和花生，后加冰糖。适用于慢性乙型肝炎，肝硬化丙氨酸转氨酶升高者。

（9）冬菇玉米冬瓜瘦肉汤：冬菇100克，玉米500克，冬瓜500克，瘦肉150克，食盐少量，加入清水煮熟即可。健脾清热、利湿排尿，适用于慢性乙型肝炎，肝硬化腹水。

（10）西洋参田七煲瘦肉：西洋参30克，田七15克，瘦肉250克，加入清水煮熟即可。具有益气活血作用，适用于慢性乙型肝炎，肝硬化气滞血瘀。

（11）冬虫夏草炖瘦肉：冬虫夏草5克，猪瘦肉150克，加清水炖120分钟即可。具有滋补肝肾作用，适用于慢性乙型肝炎、肝硬化腹水，低白蛋白者。

（12）茯苓大枣粥：茯苓粉30克，粳米100克，大枣（去核）20枚。先将大枣文火煮烂，连汤放入粳米粥内，加茯苓粉再煮沸即成。具有健脾利水渗湿，养心安神作用。适用于慢性乙型肝炎脾胃虚弱、腹泻、烦躁失眠等症。

（13）鲫鱼冬瓜汤：鲫鱼1条，冬瓜皮200克，生姜3片。加入清水共煲烂。具有退黄利水作用。用于肝硬化腹水和黄疸型乙型肝炎。

（14）山药桂圆炖甲鱼：山药片30克，桂圆肉20克，甲鱼1只（约重500克）。先将甲鱼宰杀，洗净去内脏，连甲带肉加适量水，与山药片、桂圆肉清炖至熟烂。具有滋阴潜阳，软坚散结作用。适用于肝硬化、慢性乙型肝炎、肝脾大者。

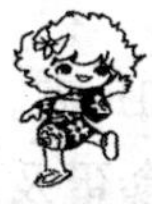

13. 乙型肝炎患者中医辨证食疗方

乙型肝炎的产生，从中医来说是湿、热、毒三种因素侵害人体,它的病变就围绕这三个字而演变。部分患者因迁延时间长,加上治疗不规律,使体质受到损害,可出现肝肾阴虚或肝郁脾虚现象。因此,在购汤料时,就要根据这些不同情况选料。

(1)去湿解毒护肝类:表现为肝区隐痛,上腹部闷胀,食欲缺乏,口淡黏,大便稀溏,舌苔白厚或腻等。

①灵芝白术猪肉汤。野生灵芝 10~20 克,白术 10~15 克,猪瘦肉 50~100 克,煲汤饮用。

②薏苡仁扁豆鸡脚汤。生薏苡仁 100 克,淮山药 20~30 克,炒扁豆 20~30 克,鲜鸡脚 100~150 克,煲汤饮用。

(2)清热解毒类:表现为肝区疼痛,口苦口干,腹胀,倦怠乏力,排尿黄赤,大便秘结,舌苔黄厚等。

①齿苋车前饮。鲜马齿苋头及根 250~300 克,鲜车前草 120 克,加适量红糖,煲汤饮用。

②田基黄蛋。用鲜田基黄 120 克(干品 30~60 克),新鲜鸡蛋 1 个(蛋熟后去壳再煎 20 分钟),煲汤食用。

③枯草茅根茶:夏枯草 30~50 克,鲜白茅根 50~100 克,煲水加适量冰糖,代茶饮用。

(3)疏肝健脾类:表现为消瘦,神疲乏力,两胁疼痛,面色晦暗,食欲缺乏,大便稀,腹胀,舌质有齿印。

①鸡骨草红枣汤。鸡骨草 60~90 克,大枣(去核)10~15 枚,煲汤水饮用。

②赤豆玫瑰鲫鱼汤。赤小豆 150 克,玫瑰花 10~15 克,活鲫鱼 200~300 克。将鲫鱼去肠杂,与赤小豆、玫瑰花煮汤,饮用或食用。

③基黄煮蛋。鲜田基黄 100 克,新鲜鸡蛋 2 个,橘饼 15 克。3 种食品共煮汤,中途把鸡蛋去蛋壳后再煮,煮好后喝汤食蛋及橘饼。

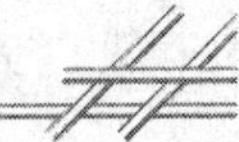

(4)肝肾阴虚类:头晕目胀,耳鸣,口苦舌干,失眠多梦,五心烦热,腰酸腿软,肝区痛,大便干结,排尿黄短,舌红少苔者。

①枸杞山药煮鳖。鳖1只(重250～500克),枸杞子25～50克,淮山药30～50克,女贞子15～30克,陈皮丝2～5克,共煮汤。煮好后去诸药调味,饮汤食鳖,每日分2次饮用。

②山药桂圆煮鳖。淮山药25～50克,桂圆肉10～20克,鳖1只(重250～500克),将鳖肉、鳖壳与淮山药、桂圆肉放炖盅内,隔水炖熟后分次服食。

③沙参百合炖水鸭。沙参20～30克,玉竹20～30克,百合20～30克,野水鸭1只。先将野鸭去毛及肠脏,洗净,然后4种食材共放瓦煲内加适量清水,煲汤饮用。可分2～3次饮用。

(5)健脾养肝类:有些乙型肝炎患者是没有什么症状或症状轻微不易觉察的。此时,重点应放在健脾养肝方面。

①西洋参煲猪肉。西洋参20～30克,猪瘦肉150～200克,共放瓦煲内煲汤饮用。

②淮山芡杞煲泥鳅。淮山药20～30克,芡实20～30克,枸杞子15～30克,泥鳅鱼250克。先将泥鳅去肠脏洗净,煎短时间,然后共放瓦锅内煲汤饮用。

③蘑菇煲猪肉。鲜蘑菇100克,猪瘦肉100克,加适量清水煲汤,调味饮用。

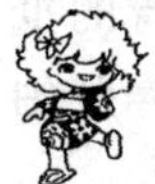

14. 乙型肝炎患者运动保健

(1)运动有助肝功能恢复:有的乙型肝炎恢复期患者,总怕乙型肝炎复发,因此长期卧床,殊不知这反而有碍新陈代谢,会使肝细胞脂肪变性,延迟肝功能的恢复。恢复期或慢性非活动期的乙型肝炎患者,要注意动静结合,适度运动。

运动能提高机体的功能贮备，有利于机体血液循环，使肝细胞内肝糖原蓄积增加，促进肝内物质代谢，增加肝脏血流量，促进肝细胞修复和再生。随着机体免疫力的增强，对病毒也会产生较强的抑制作用，减少其复制。其次，运动可以促进机体心血管功能，对病情的调理有较大的帮助。

通常，很多乙型肝炎患者及乙型肝炎病毒携带者心情忧郁，自信心偏低，而肝脏内分布着丰富的交感神经，气恼忧愁会直接导致肝细胞缺血，影响肝细胞的修复和再生。经常运动，会使大脑释放自然合成的镇静剂——内啡肽，使锻炼者乐观豁达、情绪振奋。

(2)运动不能过量：乙型肝炎患者的运动原则是：运动强度适当、持续时间适宜、运动形式多样。可以选择乒乓球、羽毛球、健身跑(走)、韵律操、太极拳(剑)、游泳等有氧运动。

①以调理心肺功能为主，可以选择健身跑、简化太极拳、放松操。注重动作的柔和及呼吸的均匀。

②以增强柔韧灵敏为主，可以选择关节操、乒乓球。注重运动形式的多样化。

③以发展全面素质为主，可以选择韵律操、投篮、跳绳。注重运动的休闲娱乐和心理的愉悦放松。

适当的锻炼能提高乙型肝炎患者中枢神经系统的张力，改善大脑皮质和自主神经系统对肝脏的调节功能，增强全身的抵抗力和免疫力。此外，锻炼能促进肝脏的血液循环，改善肝细胞的营养，有助于肝功能的恢复。

慢性乙型肝炎患者只要肝功能正常，运动量可以适当加大，但也要注意运动脉搏不要超过100次/分。运动时间不宜过长，运动后一定要卧床休息一会儿。饭前、饭后1小时内最好不要进行运动锻炼。运动持续时间为每次20～30分钟，运

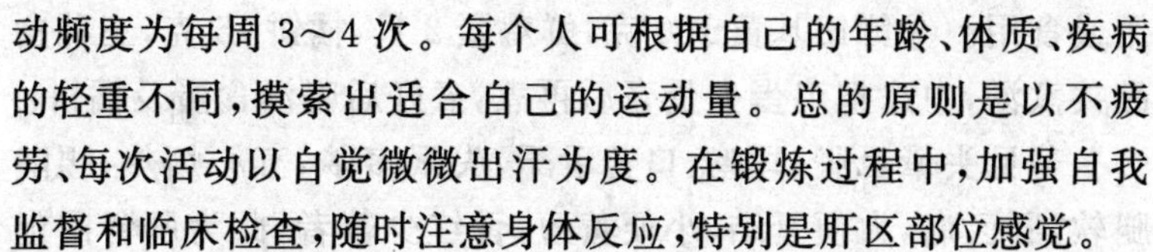

动频度为每周 3～4 次。每个人可根据自己的年龄、体质、疾病的轻重不同，摸索出适合自己的运动量。总的原则是以不疲劳、每次活动以自觉微微出汗为度。在锻炼过程中，加强自我监督和临床检查，随时注意身体反应，特别是肝区部位感觉。

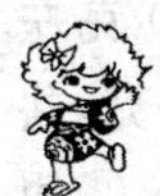

15. 乙型肝炎患者的煲汤有讲究

乙型肝炎的产生，从中医来说主要是湿、热、毒三种因素侵害人体，它的病变就围绕这三个字而演变。部分患者因迁延时间长，加上治疗不规律，使体质受到损害，可出现肝肾阴虚或肝郁脾虚现象。因此，在购汤料时就要根据这些不同情况选择汤料煲汤。

具体来说，若以湿毒为主，有肝区隐痛，上腹部闷胀，食欲下降，口淡黏，大便稀溏，舌苔白厚或腻等表现者，主要目的是去湿解毒护肝。可用野生灵芝 10 克，白术 10 克，猪瘦肉 50 克，煲汤饮用。或用生薏苡仁 100 克，淮山药 20 克，炒扁豆 20 克，鲜鸡脚 100～150 克，煲汤饮用。

若以热毒为主者，有肝区疼痛，口苦口干，腹胀，倦怠乏力，小便黄赤，大便秘结，舌苔黄厚等表现。此时，主要目的是清热解毒护肝。可用：①鲜马齿苋头及根 250 克，鲜车前草 120 克，加适量黄糖，煲汤饮用。②鲜田基黄 120 克(干品 30～60 克)，鲜鸡蛋 1 个，蛋熟后去壳再煎 20 分钟，煲汤食用。③夏枯草 30 克，鲜白茅根 50 克，煲水加适量冰糖，代茶饮用。

若见消瘦，神疲乏力，两肋疼痛，面色滞暗，食欲差，大便烂，腹胀，舌有齿印者，此为肝郁脾虚的表现，宜疏肝解郁健脾。可用：①鸡骨草 60 克，红枣 10 枚，去核，煲汤水饮用。②赤小豆 150 克，玫瑰花 10 克，活鲫鱼 250 克，将鲫鱼去肠杂，煮汤，饮用或食用。③鲜田基黄100克,鲜鸡蛋2只,橘饼15克,三种食品共煮汤,中途把鸡蛋去蛋壳后再煮,煮好后喝汤食蛋及橘饼。

若见头晕目胀,耳鸣,口苦舌干,失眠多梦,五心烦热,腰酸腿软,肝区痛,大便干结,小便黄短,舌红少苔者,此为肝肾阴虚表现,宜滋养肝肾的阴分。可用:①鳖1只(重250～500克左右),枸杞子25克,淮山药30克,女贞子15克,陈皮丝2克,共煮汤。煮好后去诸药调味,饮汤食鳖,每日分2次饮用。②用淮山药25克,桂圆肉15克,鳖1只(重250～500克),将鳖肉、鳖壳与淮山药、桂圆肉放炖盅内,加清水适量,隔水炖熟后分次服用。③沙参30克,玉竹20克,百合25克,野水鸭1只,先将野鸭去毛及肠脏,洗净,然后4种食品共放瓦煲内加清水适量,煲汤饮用。可分2～3次饮用。

但乙型肝炎患者在表现上有些是没有什么症状或者症状轻微不易觉察的。此时,重点应放在健脾养肝方面。可用:①西洋参30克,猪瘦肉150克,共放瓦煲内煲汤饮用。②淮山药20克,芡实30克,枸杞子15克,泥鳅250克,先将泥鳅去肠脏洗净,轻微煎短时间,然后共放瓦锅内煲汤饮用。③鲜蘑菇100克,猪瘦肉100克,加清水适量煲汤,调味饮用。

选择汤料还应注意季节的特点,尤其春夏二季。

春季时节,寒冬刚过,迅即春雨绵绵,整个大地都处在一片春湿之中。此时湿邪极易伤害人体,出现倦怠、精神不振、易疲劳、食欲欠佳之不良反应,对肝脏的升发条达功能极为不利。此时,宜去湿健脾护肝。可用:①玉米须60克,鲜蚌肉200克,加适量清水,煲汤饮用。②白眉豆100克,生薏苡仁100克,鲜鲫鱼250克,宰杀,去肠脏,煲汤食用。③乌龟约500克,宰杀去内脏、头和爪,连龟甲同用,鲜土茯苓500克,将土茯苓洗净切小块放入沙锅内先熬1小时,然后放入龟再熬3小时以上。

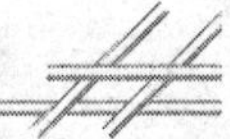

调味吃龟肉，饮汤。

夏季时节则烈日炎炎，雨水充沛，湿热并重，对消化系统的肝、脾、胃、肠影响极大。此时，又宜湿热并清，强肝健脾，和胃适肠。可用：①鲜白茅根50～100克，生薏苡仁100克，鲜冬瓜、连皮500～1 000克，煲汤饮用。②木棉花30～50克，生薏苡仁100克，鲜马蹄150克，白砂糖适量，煲水饮用。③夏枯草12克，绵茵陈15克，菊花12克，金银花15克，鸡蛋花15克，砂糖适量，煲水饮用。

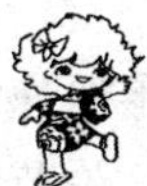

16. 乙型肝炎患者最适宜的运动项目

(1)步行：1992年，世界卫生组织(WHO)提出，最好的运动是步行。这是因为人是直立行走的，人类的生理与解剖结构最适合步行。医学研究表明，适当有效的步行可以明显调脂，预防乙型肝炎后脂肪肝的形成。步行对于肝病血脂异常来说，是最为有效、简单、方便的运动项目，不需要特殊的场地，一年四季都可以进行。步行运动时要循序渐进，开始时不要走得过快，逐渐增加时间，加快速度。例如，最近几个月活动很少，或肝病较重，或伴有其他疾病，以及年龄超过40岁，开始的时候可以只比平时走的时间稍少一点，只走10分钟，也可根据情况，一次走3分钟，多走几次，1周后，身体逐渐适应，可以延长运动时间，直至每天锻炼半小时，并逐渐增加3次或多次进行，每次数分钟。

(2)倒行：倒行就是后退走，如向后退走或跑步。倒行是一种有意识的返序运动，能使身体更加健美，精神更加饱满。倒行的发明者是美国运动生理学家罗恩·柯士汀，在一次意外事故中柯士汀的小腿受了伤，他的腿伤未愈时就在医院的草坪上

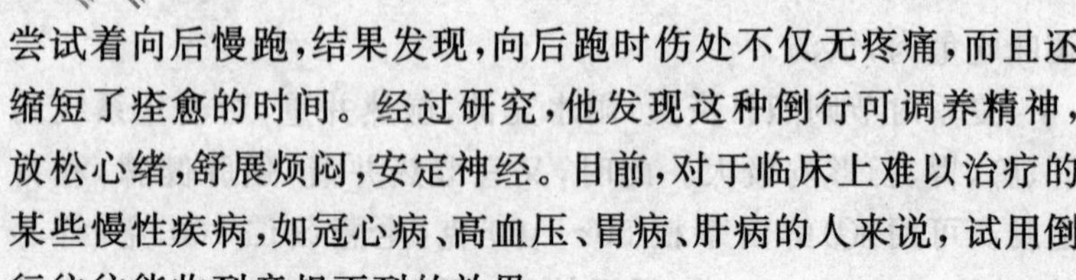

尝试着向后慢跑，结果发现，向后跑时伤处不仅无疼痛，而且还缩短了痊愈的时间。经过研究，他发现这种倒行可调养精神，放松心绪，舒展烦闷，安定神经。目前，对于临床上难以治疗的某些慢性疾病，如冠心病、高血压、胃病、肝病的人来说，试用倒行往往能收到意想不到的效果。

(3)太极拳：太极拳是一种传统的养生运动，肢体缓慢运动，增进血液循环，加强乙型肝炎患者机体的免疫功能，舒缓心情，是慢性乙型肝炎患者适宜的一种运动。太极拳的好处诸多，可归纳为以下几点：

①太极拳动作缓慢，呼吸深长，是较好的有氧运动，能加速血液循环，增强内脏功能，对呼吸、消化系统病症，心血管、关节炎、神经衰弱等慢性病的调养颇为有效。同时，太极拳强调中气动静兼修，自始至终必须气沉丹田，心无旁骛。久而久之，中气盈溢，行于手臂，达于周身，节节贯穿，百脉畅通。

②太极拳讲究用意，可以增强大脑中枢神经功能，保持精神饱满，增强记忆力。

③太极拳的动作始终为连续不断的弧形动作，这使全身肌肉群和肌肉纤维共同参加活动，能够拉长肌肉，活动关节。太极拳的动作讲究匀、慢、圆柔，手脚相随，连绵运动，可使人体骨骼、肌群、关节、血管、韧带组织得到有节奏的舒展、运动，从而使身体匀称，关节灵活，身材健美。

④太极拳讲究心静，用意，即用意识支配肢体，进行缓慢的活动，对人的情绪起着重要的调节作用。

(4)气功：放松功(仰卧、静息、放松、自然呼吸)或内养功(左侧卧位，腹式呼吸)。练习时，呼吸不能太深，否则容易引起肝区疼痛和头晕。

(5)自我保健按摩：按摩肝区和腹部，每日2～3次，每次

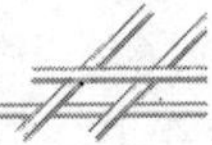

5～10分钟。

急性乙型肝炎发作时不宜锻炼，应卧床休息，可在床上自我按摩，做腹式呼吸。恢复期锻炼应在医护人员的指导下进行，最好两周复查1次肝功能，以便制订合适的运动量。

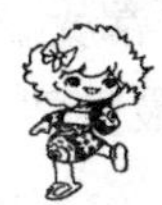

17. 乙型肝炎患者平时运动注意事项

乙型肝炎患者可以适当进行运动，如果病情比较轻，一般的散步，短时间打打乒乓球、慢跑、做做家务都是可以的。如果病情比较重，这个时候建议不要运动，只能休息。但是，我们并不强调一定要躺在床上休息，可以有日常的活动。但这种日常活动有一个原则，如果刚刚感到有点累，就应该停下来，不能像正常运动那样出现过度劳累。过度劳累会加大肝脏负担，对于肝功能不好的患者来说，无疑是雪上加霜。

乙型肝炎病毒携带者的体育运动和正常人是一样的，不必过分限制。但是，对于运动员的携带者来说，还是要慎重一些，避免过大的运动量，而一般平常的体育运动还是没有问题的。

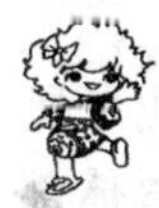

18. 乙型肝炎患者要调整好心态

乙型肝炎患者除了身体上的痛苦外，最痛的还算是心灵上的折磨，不仅仅要备受经济上的沉重治疗费用负担，同时由于社会上很多人对乙型肝炎认识不足，还受到社会上异样的冷眼，乙型肝炎患者该怎么调整自己的心态，走出阴霾，重新开始美好人生的步伐?

乙型肝炎患者心态问题是非常严重的问题。乙型肝炎患者心态问题是非常严重的，乙型肝炎感染以后，患者面临的压力非常之大，而来源主要是社会。很多人觉得肝病是一个非常顽固的疾病，而且传染性也比较强，所以在就业、婚姻、生育、读书都受到歧视。此种歧视尽管在很多场合都呼吁给乙型肝炎患者一些生存空间，不要歧视。但是这种情况在相当长的时间内还是会存在的，所以乙型肝炎患者面临的社会压力非常大。要一个人改变社会是比较难，因此患者自身如何做才是最重要的，乙型肝炎患者应该能把握自己。

乙型肝炎患者保持良好心态：一要正确的求医，正确的对待乙型肝炎疾病，及时去检查、去监控、去治疗。二要把外界的干预当成一种客观现象，把自己心态放平衡一点儿，别因为外界而把自己的包袱加重。第三要完全想通，通过正确的治疗完全可以和正常人一样生活。乙型肝炎患者要自己做好自己思想工作，保持良好心态，健康、规律的生活，把自己事情做好，有积极的人生观，正确看待、对待自己的疾病，正确寻找良好的治疗途径。

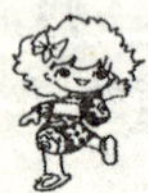

19. 乙型肝炎患者要注意养胃

乙型肝炎病毒是一种传播能力特别强的病毒，除侵犯肝脏外，还会进入人体胃部，造成胃黏膜损害。病变以胃底、胃体部为主，但同时呈弥漫性扩张态势。乙型肝炎患者所患胃病，表现形式各不相同，包括消化性溃疡、胆汁反流性胃炎、浅表性胃炎和萎缩性胃炎等。

一旦患者出现上腹部不适、隐痛、食欲减退、餐后饱胀、反酸、烧心、恶心和呕吐等症状，就要高度警惕。此时不仅要检查肝功能，还需要做胃镜和幽门螺杆菌检查，如果胃镜提示为肝源性胃病，则需要及时治疗。

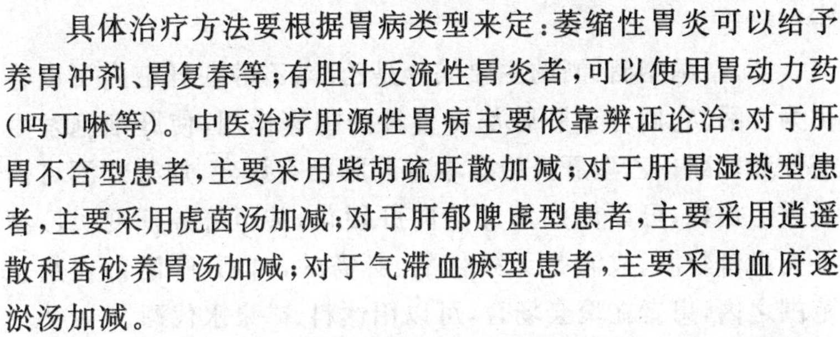

具体治疗方法要根据胃病类型来定:萎缩性胃炎可以给予养胃冲剂、胃复春等;有胆汁反流性胃炎者,可以使用胃动力药(吗丁啉等)。中医治疗肝源性胃病主要依靠辨证论治:对于肝胃不合型患者,主要采用柴胡疏肝散加减;对于肝胃湿热型患者,主要采用虎茵汤加减;对于肝郁脾虚型患者,主要采用逍遥散和香砂养胃汤加减;对于气滞血瘀型患者,主要采用血府逐淤汤加减。

日常生活中注意养胃健脾也特别重要。第一,切忌乱用伤胃药物。乙型肝炎患者一定要慎用水杨酸制剂,如阿司匹林等;不用激素类药物。第二,心情舒畅,乐观豁达,积极参加文体活动,杜绝焦虑、紧张、失眠。第三,生活规律,起居有常,劳逸结合。第四,饮食有节,拒绝烟酒。不要暴饮暴食,少食辛辣刺激食品,避免酸性刺激食物,不要多喝咖啡、浓茶。吃饭时细嚼慢咽,避免急食,咀嚼可以增加唾液分泌,唾液可以稀释中和胃酸,并提高黏膜屏障作用。有规律地定时进食,以维持正常的消化活动规律。餐间避免零食,睡前不宜进食。饮食不要过饱,以防止胃窦部过度扩张而增加胃泌素分泌。

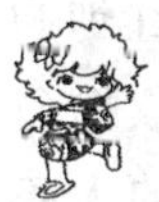

20. 乙型肝炎患者的生活禁区

(1) 禁忌过食,特别是过多食肉和糖类:肉类中过多的蛋白质和糖类食物转化为脂肪,储藏在人体各部,其中肝脏也是储藏重点,天长日久,身体肥胖,势必形成脂肪肝,使有病的肝脏负担过重,促使乙型肝炎恶化。患者最好安排多样化的均衡饮食,尤其是要自我控制体重,日常生活中,以下列食物为主:各种主食(大米,面粉等)、瘦肉、新鲜水产品、鸡蛋、豆制品、各种蔬菜、水果、植物油、适当糖类;少食动物脂肪、油炸类、咸肉、全脂牛奶等。

(2)禁忌酗酒:酒的主要成分是乙醇,乙醇在肝脏内可以转化为乙醛,它们对于肝脏都有直接的损害作用,使肝细胞发生变性和坏死。乙型肝炎患者本身肝脏已有病变,加上饮酒可谓是雪上加霜,可以使病情加速向肝硬化,甚至肝癌演变。乙型肝炎患者禁酒,戒酒是无条件的、必需的,白酒、啤酒都在禁忌范围之内,患者在聚会场合,可以用饮料、矿泉水代酒。

(3)禁忌体力和脑力劳动过多:肝为人体重要代谢器官,肝脏功能失常,营养失调,故疲乏无力,需多休息。劳累过度使大量营养和氧气消耗,导致肝脏热能供应大幅度减少,削弱肝脏的抗病力,乙型肝炎病毒就会迅速扩散,破坏肝脏功能,直至发生不可逆转的病变。乙型肝炎患者病情平稳时,主张劳逸结合,适当运动,适当休息,掌握好"度"。活动以不感到疲乏、恶心、腰痛为准,生活有规律,起居有常,不要轻易打破良好的生活规律;病情波动期,最好卧床休息,静养康复。

(4)忌大怒和忧郁:中医学认为"肝为将军之官",本性喜条达,舒畅,长期郁闷可以导致肝气郁结,肝郁化火,引起生理功能的紊乱;现代研究表明,愤怒会使人呼吸急促,血液内红细胞数剧增,血液比正常情况下凝结加快,心动过速,这样不仅妨碍心血管系统的健康,更影响肝脏健康。有人统计,易怒的人患冠心病的可能性比一般人高 6 倍,患肝病的可能性比一般人高 8 倍。乙型肝炎患者务必保持心胸开阔,情绪饱满,乐观向上,这样才能减轻病痛,促进机体免疫机制的增强,最终战胜疾病。

肝病患者应忌恼怒、悲观、焦虑等,因为肝病患者久治不愈,常使人焦虑,胡思乱想,易发火而郁怒伤肝,肝气郁结不舒易成积癖。一旦对治疗失去信心,思想包袱加重,病情则不稳定。因此,患者要乐观,增强信心,多咨询肝病专家解答疑问,

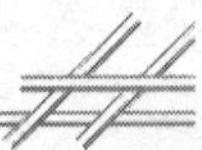

让专家多做思想引导工作。

(5)禁忌恣情纵欲：过度纵欲不仅使血液循环加快，呼吸急促，肌肉紧张，引起大脑皮质长期处于兴奋状态，而且耗伤元气，损害肝肾，产生诸如疲倦、腰酸腿软、食欲缺乏、头晕耳鸣、失眠健忘等并发症。对于肝功能较差的乙型肝炎患者来说，恣情纵欲也是一个杀手。慢性肝炎病情不稳定时，一定要禁房事；处于病毒携带状态或病情稳定时期的患者，也应该主动控制性生活的频度。一般说来，青年人每周1次，中年人两周1次，中年后期每月一次较为合适，如果房事过后出现疲乏、腰酸、头晕等症状，应及时停止性生活。

(6)禁忌乱用药物：肝脏是人体最大的代谢器官，所有药物都要在肝脏内分解，转化，解毒，代谢，乱用“保肝药”必定会加重肝脏的代谢负担。另外，各种药物(中西医药物)成分错综复杂，药物之间的化学及拮抗作用很可能导致肝脏损害加重。药物本身长期使用也会有一定的不良反应，最终也会产生诸如脂肪肝、药物性肝纤维化，甚至肝硬化的严重情况，乙型肝炎患者一定要在专科医生指导下规范用药，用药的原则是少而精，以安全有效为准。治病务必前往正规医院，用药务必在专科医生指导下进行，各种小广告、“义诊”用药都应冷静对待，最好不用。

(7)忌烟：烟中含有多种有毒物质，能损害肝功能。因此，肝病患者必须戒烟。

(8)忌辛辣：辛辣食品易引起消化道生湿化热，湿热夹杂，蕴薰肝胆气机失调，消化功能减弱。

(9)忌食加工食品：少吃罐装或瓶装的饮料食品，这是由于罐装、瓶装的饮料食品中往往加入防腐剂，对肝脏或多或少都有毒性，而且这些食品多久存、不新鲜，故不适合肝炎患者饮用。

(10)忌乱用补品:膳食平衡是保持身体健康的基本条件,如滋补不当,脏腑功能失调,打破平衡,会影响健康。

(11)忌生活不规律:十分病七分养,因此充足的睡眠、合理营养、规律生活,每天坚持早操,劳逸结合很重要。

(12)忌滥用激素、抗生素等:是药三分毒,药物对肝肾多有损害,肝病患者一定要在医生的正确指导下合理用药。

(13)忌乱投医:不轻信江湖游医,应到正规专业医院进行正确的治疗。

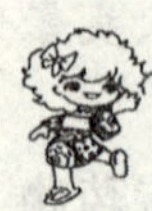

21. 乙型肝炎患者要有防癌意识

乙型肝炎患者需要有防癌意识,尤其是35岁以后作为肝癌的高危对象,应该主动定期就医检查。

乙型肝炎在我国是一个严重的健康问题,特别是e抗原持续阳性(即"大三阳")的人。在这个阶段,患者往往将注意力集中于肝功能的好坏或是否"转阴";随着时间的推移,免疫力的增强,当转化为e抗体阳性(即"小三阳")时,又常常对病情有所忽略,甚至不再就医检查。

此时肝癌却有可能隐隐袭来,一旦发现肝癌症状,即使做CT、磁共振确诊,也为时已晚,或已经无法手术切除,或勉强切除后又再复发。

所以,对于通常所说的"大三阳"、"小三阳",甚至只有乙型肝炎表面抗原阳性或乙型肝炎核心抗体阳性的人,除了要十分关注健康状况,注意保养和必要的治疗之外,还需要有防癌的意识,尤其是35岁以后,作为肝癌的"高危对象",应该主动地定期就医检查,万一有癌变时能做到早期发现、早期治疗而取得良好的治疗效果,甚至获得根治的机会。

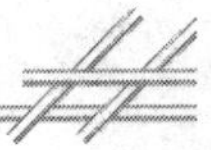

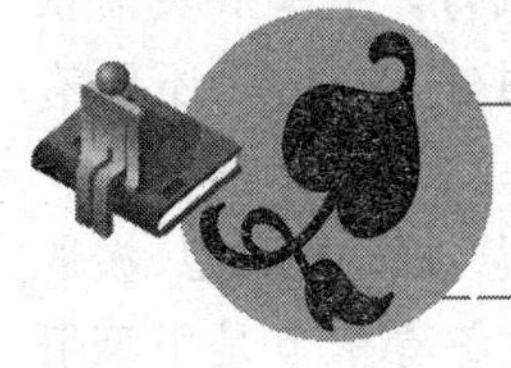

三、甲型肝炎的“三联疗法”

(一)甲型肝炎的概念及治疗原则

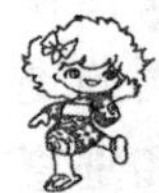

1. 甲型肝炎的概念

甲型肝炎(简称甲肝)是由甲型肝炎病毒(HAV)通过粪-口途径传播引起的传染性肝炎。儿童和青少年人群多发。起病急骤,前驱期1～5天,发热,全身不适,类似感冒症状;继而出现明显乏力、厌油、恶心、呕吐等,常被误诊为“胃炎”。

急性甲型肝炎是以肝细胞肿胀、变性、坏死为病理特征的一种二类急性传染病。临床表现为肝区的不适或疼痛,恶心、厌油、乏力、腹胀,食欲缺乏,呈进行性加重的巩膜、皮肤黄染,肝大、触痛和叩击痛,血白细胞总数正常或降低、淋巴细胞相对增多,尿色深黄,大便颜色变淡,甚至呈陶土色。肝功能、抗-HAV-IgM、腹部B超等检查可明确诊断。在这种患者的粪便及其他分泌物、排泄物中有甲型肝炎病毒,健康人吃、喝、用了甲型肝炎患者粪便等污染的水源、米面、蔬菜、鱼肉海鲜、餐具等,或密切接触甲型肝炎患者及其衣物,就会造成感染。春天气温回升,甲型肝炎病毒就会在甲型肝炎患者的粪便等排泄物中大量复制，容易造成甲型肝炎的散发或流行。甲型肝炎潜伏期15～30天，好发于青少年，病程1个月左右，此后还要有1～2个月的休息才能完全恢复。

甲型肝炎在临床上分为急性黄疸型、急性无黄疸型、淤胆型与重症型四个类型，病程为2～4个月。冬春季节是甲型肝炎发病的高峰期。

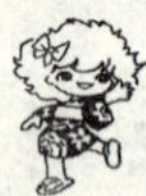

2. 甲型肝炎的传染源及传播途径

甲型肝炎传染源通常是急性患者和亚临床感染者，患者自潜伏末期至发病后10天传染性最大，粪-口途径是其主要传播途径，水、食物是暴发性的方式，日常生活接触是散发病例的主要传播途径。也有报道说，甲型肝炎可以通过血液传播和垂直传播，尚有待进一步研究。

人类感染甲型肝炎病毒后，首先在消化道中增殖，在短暂的病毒血症中，病毒又可继续在血液白细胞中增殖，然后进入肝脏，在肝细胞内复制繁殖。于起病前1～2周，甲型肝炎病毒由肝细胞的高尔基体排向毛细胆管，再通过胆管进入肠腔，从大便排出。

在甲型肝炎潜伏末期和黄疸出现前数日是病毒排泄高峰。处在这个时期的患者，尤其是无症状的亚临床感染者，是最危险的传染源。他们的粪便、尿液、呕吐物中的甲型肝炎病毒，如果未经过很好的消毒处理，就会污染周围环境、食物、水源或健康人的手；另外，患者的手（如潜伏期的炊事员）及带病毒的苍蝇，也能污染食物、饮水和用具。

一旦易感者吃了含有甲型肝炎病毒的食品和未经煮沸或煮熟的污染饮水和食物，或生食用粪便浇灌过的蔬菜、草莓、瓜

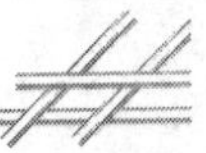

果等均可患甲型肝炎，引起暴发或散发感染。

个人卫生习惯不良，居住拥挤，人口稠密，环境卫生差的学校、工厂、农村、托幼机构或家庭中，更容易发生甲型肝炎的感染和高度局限性流行；一旦水源污染可引起暴发流行。

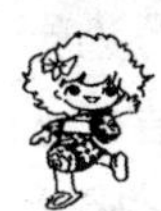

3. 甲型肝炎的传染特点

甲型肝炎病毒主要存在于甲型肝炎患者或隐匿性感染者的粪便中，排毒可长至2～3周，在潜伏末期和发病初期大量排毒。因此，甲型肝炎潜伏期后期及黄疸出现前数日传染性最强。当黄疸高峰后逐渐消退时，病情好转，传染性亦减弱。

一般黄疸出现后2周，虽部分患者粪便中仍存在病毒颗粒，但传染性明显下降；黄疸出现后3周，患者粪便中已很难找到甲型肝炎病毒，此时基本上无传染性。近年有人认为，急性甲型、乙型肝炎患者同住一室，对其出院的乙型肝炎患者进行随访观察，未发现交叉感染甲型肝炎的现象。

因此，对黄疸消退后的甲型肝炎患者已无须再行严格限制或隔离。但为了最大限度地防止甲型肝炎病毒扩散，我国规定对甲型肝炎患者采取隔离措施，自发病日起不少于30日。

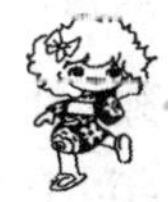

4. 甲型肝炎的好发季节

甲型肝炎一年四季均可发病，但以秋冬及早春季节发病率高，可能与秋冬大量上市的水产品有关。毛蚶、醉蟹等引起的甲型肝炎暴发，都发生于冬春；早春甲型肝炎增多，可能与春节期间人口流动频繁有关。甲型肝炎的流行每7年1个循环，并与社会经济条件有关。

调查表明，甲型肝炎病毒在哪个季节流行与它在环境中存活能力有关。在由传染源污染的一般环境中，甲型肝炎病毒可存活1个月。而98℃加热1分钟、紫外线照射、含甲醛或氯的去污剂都可将它灭活。甲型肝炎病毒在水生贝类里能存活3个月左右，这在流行季节里对本病扩散具有重要意义。污染严重的水即使用常规氯浓度制剂亦不能杀灭病毒；水源清洁但水管通过的地区被污染，仍可发生传播。潜伏期内的饮食、喝生水、吃生贝类，以及保育、卫生人员的健康状况都是引起非季节性广泛流行的重要条件。

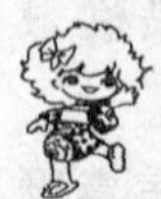

5. 染上甲型肝炎的“高危”饮食行为

(1)生吃海鲜：春季之所以甲型肝炎高发，与此时海产品大量上市有直接关系，不少人正是因为喜欢生吃海鲜而感染上甲型肝炎。据健康863网的疾控专家介绍，海产品携带的甲型肝炎病毒生命力和致病性都非常强。由于海洋生物是借滤水进行呼吸，倘若其生长水域受到甲型肝炎病毒污染，它们便会把这些病毒过滤到体内，长期蓄积于消化腺和肝脏。因此，甲型肝炎病毒在一般环境中只能存活1个月，但在海产品体内却能存活3个月左右。

容易携带甲型肝炎病毒的海产品有虾类、蟹类和毛蚶、牡蛎、蛤蜊、蛏子等，其中尤以贝类海产品最“危险”。1988年，上海曾暴发因食用不洁毛蚶引发的大规模甲型肝炎疫情，超过30万人染病。海产品携带的甲型肝炎病毒非常顽强，即使是放在100℃的高温环境下，也要4～5分钟才能消灭，所以生吃、半生吃或仅用一般的开水涮等食用方式都易感染甲型肝炎病毒。个人食用海鲜务必烧熟煮透，并有所节制，以免惹病上身。

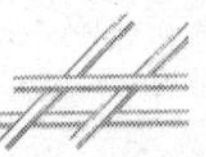

(2)猛吃火锅:火锅是一年四季都很受欢迎的美食,在春季也总能吸引众多好吃的食客。但猛吃火锅却是导致甲型肝炎的又一罪魁祸首。火锅菜品丰富,一般都包括猪、牛、羊肉,各种动物内脏和海鲜、蔬菜等。但食材多,致病源也多,这些食物本身就可能携带甲型肝炎病毒,加之不少人因为喜欢鲜嫩的口味,常常把食物在火锅里稍烫一下就吃,由于没有煮熟煮透,根本不能杀死甲型肝炎病毒,留下极大致病隐患。

火锅的食材一定要保证清洁卫生,蔬菜和肉食在食用前都务必洗净;烫食时不要一味追求鲜脆,为安全起见,涮肉片、百叶、黄喉、毛肚等最好在锅里煮得久一点,涮海味如贝壳类、蚝、螺等更要煮熟。同时,个人吃火锅次数应有节制,以减少感染甲型肝炎的几率。

(3)爱上大排档:春季气温回升,路边的大排档也开始热闹起来。不少人因为大排档的经济实惠和地道的美味而流连忘返,但常吃卫生条件没有保障的大排档却极易惹甲型肝炎上身。专家表示,甲型肝炎病毒在春季极其活跃,可通过不洁食物和感染者唾液迅速传播,而大排档的食物和餐具往往没有经过严格清洁消毒,无法消灭甲型肝炎病毒,因此成为致病源。

专家提醒:个人在春季应尽量减少到大排档就餐的几率;如果到大排档就餐,应选择卫生条件相对较好的摊档;菜肴选择上应尽量避免生食、凉拌菜;用餐宜选用一次性餐具。

(4)随便喝生水:喝生水也是一种极其危险的高危行为。春季天气渐热,有些人,尤其是运动量大的学生和孩子,往往在大量出汗后,为了图省事和凉快,就随便找生水解渴。同时由于出门春游的人较多,这部分人群在外饮用生水的几率也较高。专家指出,水源是甲型肝炎病毒的主要传播途径之一,而且一般大规模的甲型肝炎暴发,都是因为水源污染导致。因此，喝生水的行为应坚决禁止。

个人在春季要特别注意饮水安全，无论是自来水还是井水都应在烧开后再喝，即使是桶装饮用水也应谨防其水源或者中间环节受过污染。例如，2008 年 4 月，贵州就曾暴发因不洁桶装水引发的群体性甲型肝炎疫情，近 300 人被感染，所以为安全起见，桶装水也应烧开后再喝。

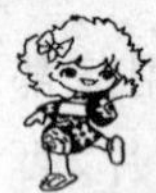

6. 甲型肝炎易患人群及预后

凡是未感染过甲型肝炎病毒的人，无论是儿童还是成人均是易感者。但由于甲型肝炎病毒感染与社会经济状况及个人卫生习惯密切相关，故在我国，15 岁以下的儿童及青少年最容易患甲型肝炎，因为病后获得了持久的免疫力，至成年时，患甲型肝炎者减少，老年人更少。

甲型肝炎为自限性疾病，只要及时住院进行隔离治疗，预后良好，能完全治愈，无慢性化。在托儿所和幼儿园中，感染甲型肝炎的儿童出现临床症状者不多，发生暴发性肝功能衰竭等症者更少。回顾数据表明，临床黄疸症状及病死率均随年龄增长而降低，儿童低于青壮年，更低于老年人。目前绝大多数学者认为，少数甲型肝炎病例虽可发生临床、生化指标的迁延复发，病理检查的慢性化，但不会成为慢性肝病。惟 6 个月以内的幼婴发生甲型肝炎者病情较重，病死率明显高于年长儿。有报道，住院的半岁以内甲型肝炎占儿童甲型肝炎重型的 70%，病死率 50%左右；另外，老年人（60 岁以上）甲型肝炎患者发生重型和并发症的也多，病死率 10%，但无论老幼，由甲型肝炎引起肝硬化者甚罕见。

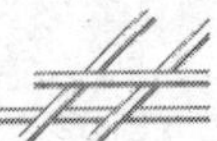

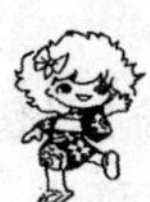

7. 甲型肝炎主要临床表现

甲型肝炎临床上表现为急性起病，有畏寒、发热、腹痛、腹泻、消化不良、食欲缺乏、恶心、疲乏、肝大及肝功能异常等。初起时往往误认为感冒，容易被人忽视，延误病情，继而引起暴发或散发流行。83%左右的甲型肝炎患者有发热(大多在38℃～39℃之间)，平均发热3天，但也有15%的患者发热超过5天。90%的患者有黄疸，消化道症状较重，丙氨酸转氨酶升高的幅度为800～2 000单位/升者可占55%。

甲型肝炎潜伏期平均约30天。多以发热起病，类似感冒症状，平均发热3天左右。常伴随有恶心、呕吐、厌油等类似胃炎表现。随之出现尿色深红如隔夜茶色，皮肤、黏膜发黄，粪便颜色变浅。化验检查出现血清胆红素和丙氨酸转氨酶明显增高；病情常呈自限性，预后良好，大多数(80%以上)在3个月内临床症状消失，肝功能恢复正常；6个月内完全治愈。无转为慢性肝炎的倾向，无甲型肝炎病毒慢性携带者极少出现重型肝炎。如无症状HBsAg携带者重叠甲型肝炎感染，其临床表现及病程与单纯甲型肝炎相似。但基础病为慢性乙型肝炎或肝硬化者则可能加重病情。甲型肝炎病情一般不因妊娠而严重，也无母婴传播之忧，对胎儿无慢性影响。

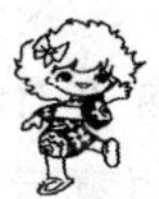

8. 甲型肝炎的检查项目

确诊甲型肝炎首先应检查病毒学指标：

(1)抗-HAVIgM：发病后1周左右即可在血清中测出。其出现与临床症状及生化指标异常的时间一致，第二周达高峰。

一般持续8周,少数患者可达6个月以上。

但个别患者病初阴性,2～3周后方检出阳性。所以临床疑诊甲型肝炎,而抗-HAVIgM阴性,应重复1～2次,以免漏诊。当前,抗-HAVIgM是早期诊断甲型肝炎的特异性较高的指标,且有简便、快速的优点。抗-HAVIgG是既往感染的指标,因其是保护性抗体,可保护人体再次感染,故可作为流行病学调查,了解易感人群。

(2)抗-HAVIgA的检测:IgA型抗体又称分泌型抗体,主要存在于眼泪、唾液、尿液、胃液、乳汁、鼻腔分泌物中,胃液中的IgA可排入粪便中,在甲型肝炎患者粪便提取液中可测得抗-HAVIgA,可作为甲型肝炎的辅助诊断。此外,粪便中HAV的检测和血清甲型肝炎核糖核酸(HAVRNA)亦有诊断价值,但需要一定的设备和技术,不作为常规检查项目。总之,对有典型症状的可疑甲型肝炎患者,伴丙氨酸转氨酶明显增高,可进一步查抗-HAVIgM即可明确诊断。

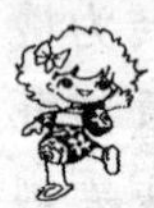

9. 甲型肝炎的诊断

甲型肝炎患者发病后1～4周,血清中即可检出甲型肝炎特异性抗体。该特异性抗体主要有两种,即早期甲型肝炎抗体:IgM型抗体(抗- HAVIgM)以及恢复期甲型肝炎抗体:IgG型抗体(抗- HAV IgG)。

前者在感染初期占优势,3个月后滴度下降,于6～8个月后不易检出;后者初期滴度较低,后逐渐升高,该抗体在康复后仍可维持相当滴度,可持续数年或更长时间。由于抗-HAV-IgM仅出现在感染早期,第二次感染时不再出现,是对近期感染进行早期诊断的敏感指标,也是当前诊断甲型肝炎最简便的

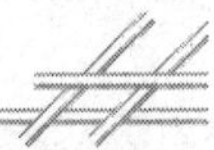

方法。

因此，凡抗-HAVIgM阳性提示为急性感染或复发，且只需检测急性期单份血清可立即作出诊断。再结合流行病学调查，如有甲型肝炎接触史，有进食毛蚶等不洁饮食史；有典型的临床表现如全身乏力、食欲缺乏、恶心、呕吐、尿黄、厌油腻食物，肝功能检查丙氨酸转氨酶明显升高，则甲型肝炎的诊断基本可以确定。诊断甲型肝炎的辅助项目还有各种分泌物中的抗-HAVIgA、粪便中的HAV病毒颗粒等。

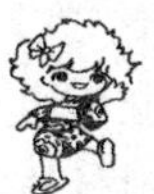

10. 预防甲型肝炎要把好病从口入关

甲型肝炎病毒的传播是人吃进被病毒污染的食物或水导致的，因此预防甲型肝炎的关键就是要把好病从口入关。要搞好饮水卫生、环境卫生和食品卫生，养成良好的卫生习惯。具体的做法是：饭前便后要洗手，不饮生水，不吃被苍蝇、蟑螂叮咬过的食物，不吃生蔬菜及未煮熟的河鲜或海鲜等贝类水产品，生吃瓜果时要削皮，餐具要定期消毒，要消灭蚊蝇、蟑螂等害虫，对粪便进行无公害化处理等。

在饮水卫生方面，城市较好防范，因为市民饮用的都是自来水。但在农村，特别是较落后的一些乡村，个别村子还保留着敞口水井。敞口水井的水源极易遭到污染。因此，每日应向井中投漂白粉消毒3次，不能在离水井50米以内的地方堆粪堆、建厕所等。农村没有使用无公害化卫生厕所的，应通过高温堆肥等方法对粪便进行无公害化处理，或用生石灰或漂白粉消毒后集中掩埋在离河水、井水远的地方，避免粪便污染环境和水源。在环境卫生方面，应填平坑洼积水处，及时清扫垃圾，疏通排水渠道，家禽、家畜应圈养等。在饮食卫生方面，不论是城市或农村，各个家庭都应通过蒸煮或使用消毒液浸泡等方法对餐具进行定期消毒并妥善存放，防止苍蝇、蟑螂叮爬。同时，市民不要食用腐败变质、有异味的食物等。

学校和幼儿园是儿童集中的地方，更应做好预防工作。老师和家长都应掌握一定的甲型肝炎预防知识，教孩子养成饭前便后洗手的好习惯。让孩子应用流水洗手，千万不要让许多孩子在一盆水里洗手，那样极易交叉感染，达不到清洁效果。学校集中饮食应加强卫生管理，碗筷消毒要及时，孩子玩的东西及容易触摸到的东西，如楼梯栏杆等要定期清洗消毒。

除此之外，广大群众还应注意以下两点。第一，除少年儿童外，中老年人也是甲型肝炎的易感人群。老年人除做到饮食卫生、勤洗手外，还应勤换衣服、勤洗澡、勤晒被褥。平时要讲究平衡膳食和劳逸结合，慎用对肝脏有损害的药物，如氯丙嗪、辛可芬、氯霉素等。同时要戒烟，不喝烈性酒，以保护肝脏功能。生活要有规律，情绪要乐观，应适当参加运动，以增强体质，提高自身免疫力。第二，虽然接种甲型肝炎疫苗是预防甲型肝炎最有效、最直接的方法，但有些人并不适宜接种甲型肝炎疫苗。如身体不适、腋温超过 37.5℃者，患急性传染病或其他严重疾病者，免疫缺陷或接受免疫抑制剂治疗者，过敏体质者，曾接种过甲型肝炎疫苗，至今间隔时间不到 1 年者均不宜接种。

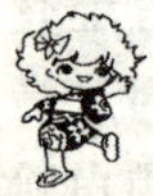

11. 甲型肝炎预防措施

(1)除了积极把好“病从口入”这个关以外，可以接种甲型肝炎疫苗，接种后产生免疫力的接近 100%。只要在胳膊上注射 1 次，便可使机体产生能预防甲型肝炎的免疫力，不会感染

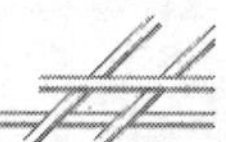

上甲型肝炎。

(2)家庭和食堂宜实行分餐制，尽量少到公共场所用餐。严禁大摆宴席、会餐。

(3)饮食店摊要清洁卫生，各种餐具需经常消毒，餐桌、灶台要勤擦，抹布要勤洗，食物一定要炒熟煮透。

(4)搞好室内外环境卫生，及时清除垃圾、污水、粪便，避免污染饮用水和食物。

(5)莫食毛蚶、毛蟹、蛏子等水产品，因为这些食物易被甲型肝炎病毒污染。如果一定要吃时，必须泡养半天以上，煮沸15分钟，并需蘸米醋吃。

(6)饭前饭后或与人握手或点钞票后，需要用流水冲刷洗手。不喝生水，不吃生食和污染腐败的食物，更勿吃肝炎病人污染的食物和水。

(7)在甲型肝炎流行期间，少串门或做客。青年人需暂停跳舞或其他接触性活动，以防被携带肝炎病毒者所传染。

(8)发现甲型肝炎病人要尽早隔离治疗。对于病人的餐具、用具，以及排泄物须严格消毒处理。餐具、用具等可用沸水煮15分钟以上，排泄物最好用10%～20%的漂白粉溶剂搅拌消毒。

(9)与甲型肝炎病人密切接触者及易感者，应选服黄连、板蓝根、野菊花、蒲公英等抑杀病毒的中草药进行预防，每次煎服9克，每日2次，连服5～7日，预防效果颇佳。体质差、抵抗力低而易感的病人可注射丙种球蛋白。

(10)可用中草药预防。服用垂柳汤：取新鲜嫩垂柳枝叶100克，加水500毫升，煎至300毫升，分2次服，连服4日；口服板蓝根冲剂：成人每次1袋(或1块)，每日2次，开水冲服，连服5～10日。儿童减半。

(11)早发现、早隔离、早治疗。甲型肝炎患者症状明显出现以前,传染性很强,所以愈早发现、早隔离,就愈能减少传染的危险。在甲型肝炎流行期间,托幼机构要加强对儿童的检查,以便早期发现患儿,早期隔离。甲型肝炎患者的住室、活动的房间和衣物要消毒。

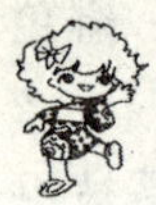

12. 四种人不能接种甲型肝炎疫苗

甲型肝炎疫苗属于非血源制品,接种后不会传染甲型肝炎及其他疾病。凡是对甲型肝炎病毒易感者、年龄在1周岁以上的儿童、青少年、成人均应接种,但以下四种人群不能接种注射甲型肝炎疫苗:身体不适、发热,腋温超过37.5℃者;患有急性感染性疾病或其他严重疾病者;患有免疫缺陷病或正接受免疫抑制剂者;过敏性体质者,尤其是已知对疫苗任何一种成分过敏或以前接种疫苗有变态反应者,禁止接种疫苗。

正确掌握禁忌证,既是减少接种不良反应和事故的重要措施,也是使每一个应接种者得到免疫的保证。医生和家长应认真掌握、密切配合,接种疫苗前一定要仔细了解被接种人的身体情况是否适合接种,尤其是家长们要把孩子当时的身体情况如实地向计划免疫机构和医生反映,否则很可能不仅没有起到预防甲型肝炎的作用,反而引发其他问题。而过敏体质者属于"健康"人群,他们往往不会想到过敏也有致命的危险,尤其是孩子无法表述自己的情况,从众心理较强,在大批人群同时接种时易出现差错,此时最好由家长带领接种疫苗。

另外,有些家长怕孩子打针痛或怕出现接种反应,就以接种禁忌证为借口,不愿让孩子接种疫苗,这是不正确的。其实,接种反应与儿童患病相比,其危险性当然是患病威胁更大。因

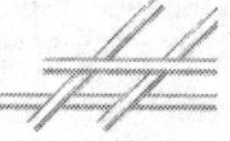

此，每个家长千万不能轻易放弃预防接种。

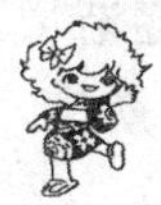

13. 甲型肝炎治疗“三步曲”

甲型肝炎是一种有自限病程的急性传染病，除了少数特别严重的暴发型病例外，其他所有病例预后良好。自然病程不超过6周。只需根据病情给予适当休息、营养和对症支持疗法，防止继发感染及其他损害，即可迅速恢复健康。

(1)住院：轻症和中等症的甲型肝炎患者，如果家庭有适当的疗养条件，可以留家疗养，定期到门诊复查。病情较重者，如血清胆红素超过180微摩/升，血清丙氨酸转氨酶＞33 400纳摩/S·L或凝血酶原时间延长，或缺乏家庭疗养条件者则应住院。重症患者住院后，经治疗病情好转，症状基本消失，即可回家继续疗养。

(2)休息：在肝炎症状明显时期均应卧床休息。恢复期则应酌情渐增活动，但要避免过度劳累。卧床休息阶段，特别要注意每次进食后平卧休息，严格禁止饭后散步。住院患者出院后，仍应经过全休、半休、轻工作的逐步过渡阶段，可根据患者的身体情况适当调整。这样一个过渡阶段是重要的，可以巩固疗效，防止病情反复。

(3)饮食：应根据患者的食欲、病情、病期及身体的营养状况适当掌握。

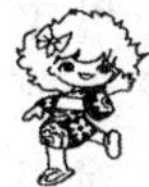

14. 甲型肝炎治疗原则

治疗原则是：以适当休息、合理营养为主，选择性使用药物为辅。应忌酒、防止过劳及避免应用损肝药物。用药要掌握宜简不宜繁的原则。

(1)早期严格卧床休息最为重要,症状明显好转可逐渐增加活动量,以不感到疲劳为原则,治疗至症状消失,隔离期满,肝功能正常可出院。经1~3个月休息,逐步恢复工作。

(2)饮食以合乎患者口味,易消化的清淡食物为宜。应含多种维生素与无机盐,有足够的热能及适量的蛋白质,脂肪不宜限制过严。

(3)如进食少或有呕吐者,应用10%葡萄糖注射液1 000~1 500毫升,加入维生素C 3克,肝泰乐400毫克,普通胰岛素8~16单位,静脉滴注,每日1次。也可加入能量合剂及10%氯化钾。热重者,可用茵陈胃苓汤加减;湿热并重者,用茵陈蒿汤和胃苓汤合方加减;肝气郁结者,用逍遥散;脾虚湿困者,用平胃散。有人主张黄疸深者重用赤芍有效。一般急性肝炎可治愈。

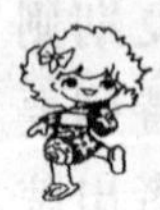

15. 甲型肝炎治疗措施

(1)支持疗法:黄疸型肝炎患者早期卧床休息,给予容易消化、富于营养、色香味俱全的食物及新鲜蔬菜、水果等。不能进食者,静脉补液,供给足够热能,注意水、电解质平衡,供给维生素C及B族维生素。有厌食恶心者,给予多酶片、胃复安等对症治疗。

(2)中医中药治疗:出现黄疸或丙氨酸转氨酶升高者,可予以清热解毒药,如蒲公英、夏枯草、板蓝根、金银花、金钱草水煎服,或茵陈、金钱草、白茅根及赤芍水煎服,一般可奏效。对退黄及降酶效果不满意者,可加用茵陈、栀子、黄连、黄芩、黄檗及大黄水煎服,或茵栀黄注射液40~60毫升,加入10%葡萄糖注

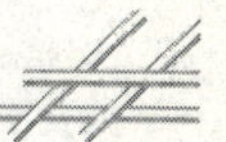

射液 400 毫升，静脉滴注；如黄疸较深，可同时加维生素 K 120 毫克，莫菲管静脉滴注。亦可重用凉血活血的赤芍中药方剂。

(3)其他：避免饮酒、过度劳累及使用损害肝脏的药物。

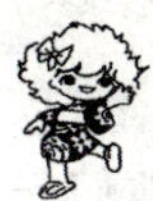

16. 甲型肝炎治愈后复发原因

(1)甲型肝炎患者在康复期休息不好，活动过多，睡眠不足及过度疲劳，是复发的主要原因。1988 年上海甲型肝炎大流行时，住入某医院的 2 608 例患者中，有 38 例(1.45%)因复发而第二次住进医院。经详细调查，其中 87.5%的患者因在康复期休息不好而复发。

(2)饮酒、精神受刺激，感冒及肠炎等因素，都将导致肝炎复发。

(3)不适宜的滥吃滋补品或服过多种类的药物。

(4)一部分人感染甲型肝炎病毒后，粪便中并不常存在有甲型肝炎病毒的综合性抗体，推测甲型肝炎病毒可能反复以肠道感染导致甲型肝炎复发。

(二)甲型肝炎的西药治疗

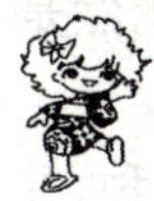

1. 抗甲型肝炎病毒的药物

抗甲型肝炎病毒药物中，已知 D-2(α- 羟苄基)-苯并咪唑(HBB)及苯并咪胍等药物对某些小核糖核酸病毒有干扰作用，但对人肝细胞癌传代细胞 PLC/PRF/5 培养的甲型肝炎病毒则无抑制作用。近年报道,阿糖胞苷(Ara-C)、金刚烷胺、病毒唑均能抑制甲型肝炎病毒在 FRhK-4 细胞内产生的甲型肝炎抗原。但尚缺乏临床治疗的资料。

有人选用某些能抑制核糖核酸病毒的药物,如鱼精蛋白、阿托品、紫杉叶素等作为抗甲型肝炎病毒的实验研究。他们先用形态学及生物化学方法找出药物对细胞无毒性浓度,再把无毒浓度的药量加入病毒感染细胞作用 15 日,从而找出鱼精蛋白 50 微克/毫升,能减少甲型肝炎病毒的感染,效价为 1.56;紫杉叶素 50 微克/毫升影响甲型肝炎病毒抗原作用的效价为 0.77;阿托品 50 微克/毫升的抗病毒感染效价为 0.68。

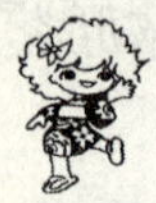

2. 甲型肝炎不用干扰素治疗

因为甲型肝炎是一种自限性疾病,病毒血症短暂,临床症状出现后排毒即减少,恢复顺利,预后良好,极少发生并发症及慢性化。而且干扰素价格昂贵,又要通过注射途径,不仅是一种浪费,而且还要增加注射的痛苦和不良反应。

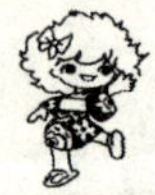

3. 合理使用保肝药

不少肝炎患者不管自己病情轻重,有的甚至无症状,仅仅是病毒携带者,总喜欢长年累月吃点“保肝药”,自认为既然是“保肝药”,长期坚持服用,有益无害。

其实不然,保肝药的种类和数量非常多,至少有上百种,并非所有保肝药都适合于每个肝炎患者使用,使用不当、疗程过长、剂量偏大都会有害无益。

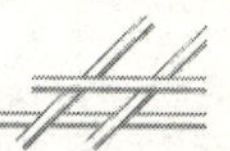

所谓保肝药是指能够改善肝脏功能、促进肝细胞再生、增强肝脏解毒能力的药物，如通常使用的护肝片、联苯双酯、复方益肝灵等，它们实际是各种肝病的通用药物，主要起辅助治疗作用，并非根本性治疗措施。

通常来说，可以将“保肝药”细分为：保肝降黄、保肝降酶、保肝解毒等几类，每种肝病，每个肝炎患者都有各自不同的情况，要搞清患者自己的真实情况，才能对症下药。

中药“保肝药”也要注意适应证，多数中药制剂都应标有主治与功效，主治范围规定该药适合于哪一种中医辨证分型，首先要搞清患者属于何种中医辨证类型，明确后再对照药物规定的类型，两者吻合才能用药，如双虎清肝颗粒、草仙乙型肝炎胶囊都适合于肝胆湿热内蕴型的患者，只有这样类型的患者使用它们才能收到最佳效果。长期不合理使用“保肝药”，只能加重肝脏负担，往往使病情加重，有的还会打乱机体正常的免疫功能，致使病变恶化。对于各型肝炎，主张综合治疗，具体措施应在有条件的医院、有经验的医师指导下进行，避免乱用药和自作主张用药。

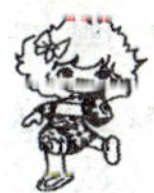

4. 甲型肝炎治疗不要吃多种药

甲型肝炎为自限性疾病，不需要使用过多的药物，没有必要使用抗病毒药物，主要是休息和支持疗法。避免饮酒、劳累，以及使用损害肝脏的药物；多食容易消化、富于营养的食物和新鲜蔬菜、水果等；不能进食者，静脉输液，供给足够的葡萄糖、食盐、维生素 C 及 B 族维生素等，注意水、电解质平衡；有恶心、呕吐、食欲缺乏者，可给予多酶片、胃复安等对症治疗；中药制剂治疗甲型肝炎效果明显，如口服复方双花颗粒剂，静脉滴注复方茵陈注射液、清开灵注射液等。口服中药汤剂效果也不错，如蒲公英、夏枯草、板蓝根、金银花等。

得过一次甲型肝炎的人，一般不会再得甲型肝炎，感染过甲型肝炎后，甲型肝炎抗体滴度会逐渐升高，至少5～7年内保持有稳定的免疫力；如果再度感染甲型肝炎病毒，可以激发反应，使已经下降的抗体滴度再度上升，从而使感染者获得稳定而持久的保护性抗体，使免疫力长久保持，甚至终身。

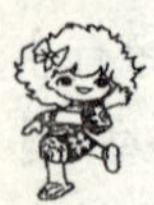

5. 治疗甲型肝炎需要合理用药

肝病的治疗应该考虑多方面的因素，不是说中药或中成药就特别有效，也不是越多的药搭配就越好。对于病毒性肝炎，应该遵循《中国乙型肝炎防治指南》、《中国丙型肝炎防治指南》的精神，正确、科学、规范地治疗，一般来说，抗病毒治疗建议吃西药，中药、中成药在降酶、抗肝纤维化和调理方面效果相对较好。但这并不意味着相互搭配治疗效果就一定好。因为每个人的具体情况是不一样的，药物之间也存在相互冲突的可能，对症才能下药，另一方面，药物进入人体后均由肝脏代谢，所以为追求治疗效果，中药、西药统统“上阵”，只能适得其反，增加肝脏负担，甚至诱发药物性肝炎。一些没有科学依据的中药秘方、偏方本身就是对身体有害的，所以更谈不上对肝病的治疗了。所以，单纯说西药、中药或中成药的效果好，是不科学的。要达到最佳的治疗效果，患者应该在医生的指导下合理联合用药。

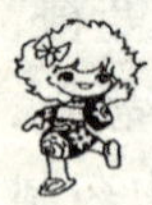

6. 甲型肝炎不要用抗生素

甲型肝炎的治疗原则以休息、营养为主，辅以保肝降酶药

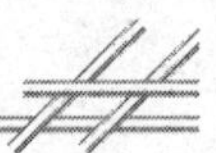

物,避免饮酒及过度劳累,适当进食较多的蛋白质,避免高热能饮食,病毒复制活跃的还需抗病毒治疗。

但是如果用抗生素,却适得其反,面对这些“炎症”,抗生素有劲使不上。

(三)甲型肝炎的中医治疗

甲型肝炎属中医“肝瘟”、“急黄”范畴。其证多属湿热瘀结肝胆,治当以清热利湿、凉血化瘀、败瘟退黄为法。

方1　急黄汤,升麻5克,苍术15克,茵陈30克,龙胆草6克,车前子15克,滑石10克,通草5克,郁金10克,柴胡10克,赤芍30克,虎杖15克,白花蛇舌草30克,土茯苓15克。加减、舌红、苔黄腻、身热汗出、大便干结者,加生大黄(后下)10克;舌淡胖、苔白腻、畏寒便溏者,去龙胆草,加炙黄芪15克,炒白术15克;腹胀、呕恶、厌油、纳呆者,加炒白术15克,炒枳壳15克,莱菔子10克,清半夏10克。每日1～2剂,水煎2～4次,分3～6次温服。连用15～30日。方中升麻、土茯苓上下分清,柴胡、郁金疏肝利胆,虎杖、白花蛇舌草败瘟解毒,重用赤芍凉血化瘀,茵陈、龙胆草、车前子、滑石、通草清肝利胆,除湿退黄,极宜于湿热瘀结肝胆的治疗。现代研究表明,茵陈、升麻、白花蛇舌草、虎杖有抗病毒作用,茵陈还能促进胆汁的分泌,增加胆汁中胆酸和胆红素的排泄量;赤芍有解热、抗菌、解痉、镇痛作用,并能抑制体液和细胞免疫反应。

方2　茵陈15克,青蒿15克,虎杖根15克,龙胆草3克,黄芩9克，半夏9克，金钱草30克，牡丹皮12克，茯苓12克，炙甘草6克。煎汤内服，每日1剂。其清热利湿退黄，凉血化瘀解毒。适用于急性病毒性肝炎。

方3　茵陈蒿汤加减：茵陈（先煎）15克，生山栀子10克，炒黄柏5克，酒大黄3克，龙胆草5克，鸡骨草30克，赤芍10克，桃仁泥6克，川楝子10克，广木香6克。

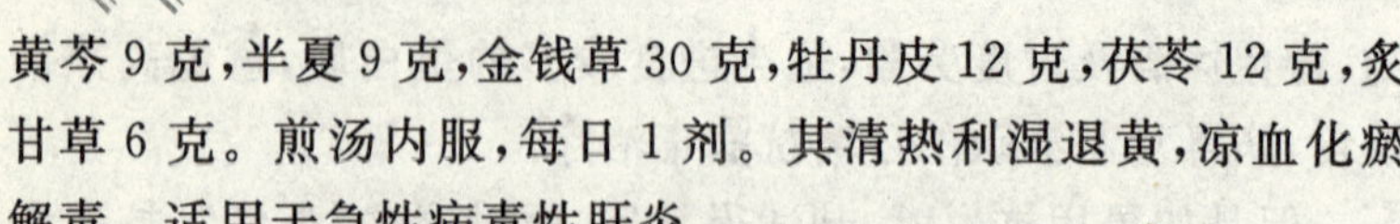

（四）甲型肝炎的自然疗法

要想预防甲型肝炎，改善居住条件及卫生设施是关键，平时养成良好的个人卫生习惯。饭前便后注意洗手，生吃蔬菜瓜果要洗烫，不吃腐败不洁的食物或未经充分加热处理的水产品和食物，食具应定时煮沸和蒸汽消毒。

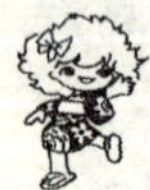

1. 甲型肝炎患者的饮食

甲型肝炎主要是通过消化道传染，与甲型肝炎患者密切接触，共用餐具、茶杯、牙具等，吃了肝炎病毒污染的食品和水，都可受到传染。如果水源被甲型肝炎患者的大便和其他排泄物污染，往往可以引起甲型肝炎暴发流行。

（1）搞好饮水卫生：加强饮用水消毒，不论是自来水，还是井水、河水、塘水都要消毒。50千克水加漂粉精片1片，就可杀灭甲型肝炎病毒；如已有甲型肝炎流行可适当加大漂粉精用量。为防止水源和农作物受到污染，不要用新鲜粪便下田，不要在河、塘内洗甲型肝炎患者的衣物等。

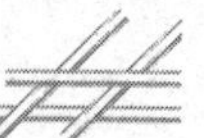

(2)不吃不干净的食物:生吃瓜果要洗净。毛蚶、蛤蜊等水产品可能黏附甲型肝炎病毒,不要生吃或半生吃。直接入口的食物如酱菜、凉拌菜,不要在可能受污染的水中洗涤。

(3)讲究餐具茶具的卫生:有肝炎流行时,勿办酒席。因甲型肝炎患者在症状出现之前大便中就有病毒排出,在甲型肝炎流行时自办酒席,宾客中可能有尚未发作的患者,容易引起参宴者甲型肝炎暴发。

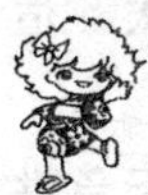

2. 甲型肝炎患者的食疗方

(1)活泥鳅 2 000 克,放清水中养 1 天,使其排净肠内废物。次日放干燥箱内烘干或焙干,研末装瓶。每次 10 克,每日 1 次,开水送服,15 日为 1 个疗程。有温中益气,解毒功效。

(2)茵陈、车前草各 100 克(或车前子 20 克),加水 1 000 毫升,煮取 800 毫升,每服 200 毫升,或加白糖 20 克,每日 2～3 次分服。有利湿清热功效。

(3)茵陈 30～60 克,粳米 50～100 克,白糖适量。先将茵陈洗净,煎汁,去渣,入粳米后,适量加水,煮粥欲熟时,加入适量白糖稍煮 1～2 分钟即可。每日服 2～3 次,7～10 日为 1 个疗程。有清利湿热、退黄疸功效。适用于急性黄疸型甲型肝炎。

(4)酸枣仁 50 克,加水 500 毫升,文火煎 1 小时,加白糖适量。每日服 1 次。适用于急、慢性肝炎,有降低丙氨酸转氨酶作用。

(5)枸杞子 30 克,母鸡 1 只,清汤 1 250 毫升,料酒 10 毫升。将母鸡在鸡肛门部开膛,挖去内脏,洗净;将枸杞子洗净装入鸡腹内,然后放入钵内(鸡腹部向上),摆上葱、姜,注入清汤,加食盐、料酒、胡椒面，隔水炖2小时取出，拣去姜、葱，调好咸淡即成。每日2次，吃肉喝汤，有保肝益精、养阴明目功效。适用于慢性肝炎、早期肝硬化、贫血等患者。

(6)鲜芹菜100～150克，洗净，捣烂取汁，加蜂蜜炖服，每日1次。有清热解毒、养肝功效。

(7)夏枯草30克，猪瘦肉100克，共煮汤，调味，喝汤。适用于传染性肝炎。

(8)赤小豆、大米各50克，淘净煮粥，顿服。每日1次。适用于急性肝炎身目发黄，排尿少且黄，乏力纳差等。

(9)黄花菜15～30克，取适量海蚌同煮内服。适用于急性黄疸型肝炎。

(10)大枣、花生米、冰糖各50克，三物加水适量，煎取汁，当日服完，不拘时分服，可常饮。

(11)鲜蘑菇100克，猪瘦肉100克，加水适量煲汤，食盐少许调味，佐膳。

(12)将500克田螺放入水中2～3天，使其排污，再敲去尾部少许，与鸡骨草50～100克，同煮汤服。

(13)枸杞子15～30克，南枣6～8个，鸡蛋2个同煮。蛋熟后去壳再煮片刻，吃蛋喝汤。

(14)山药30克，白扁豆15克，大米100克，白糖少许。大米淘净，山药切片，扁豆洗净。将大米、扁豆入锅，加水适量，武火煮沸，再用文火熬至八成熟，放入山药片、白糖后，熬熟即成。每日1次，可经常食之。本品可补虚健中。适用于慢性肝炎，反复不愈。

(15)茵陈栀子仁粥，取茵陈30～60克，栀子仁3～5克，香附6克，鲜车前草30克，粳米50～100克，白糖适量。将四味药加水共煎为汤液，与粳米一起加水煮成粥，最后加糖。每日2～

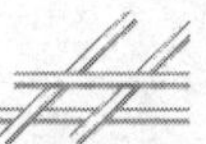

3 次，适量服用。必要时可连服 2～3 周。

茵陈性味苦、辛、凉，入肝、脾、膀胱经，有清热利胆的功效。研究表明，茵陈具有利胆、解热、抗微生物、降压、利尿等作用。栀子性寒味苦，入心、肝、肺、肾经，可清热泻火凉血。栀子具有利胆、镇静、降压、抗微生物等作用。香附性平味辛、微苦、甘，入肝、三焦经，可理气解郁，止痛调经。车前草性寒味甘，入肝、脾经，能利水清热，明目祛痰。用香附止胁痛，车前草利尿行水，粳米与糖能养肝滋阴，诸品共用以达利胆清热、解毒利湿的目的，对湿热型患者甚为合宜。

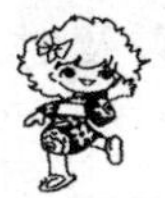

3. 甲型肝炎患者的餐具消毒

(1)湿热消毒法：①煮沸是餐具消毒的一种可靠的方法，用水煮沸 1 分钟，可使甲型肝炎病毒失去传染性。②压力蒸气灭菌法，达到 15 磅压力，温度达到 121℃，历时 2 分钟，可使甲型肝炎病毒灭活。

(2)化学消毒法：将餐具中的残渣倒去后，直接在含有次氯酸钠和十二烷基磺酸钠的洗涤液中浸泡 10 分钟，用清水冲洗干净后即可使用。消毒效果满意，速度快，食具经它洗涤后洁白光亮，无油无垢。

在农村和临时隔离室亦可将餐具放在 3%漂白粉澄清液中浸泡 1 小时后再洗净。对患者的剩饭菜必须经煮沸后再弃之；餐具消毒水中加 2%的食碱，消毒去污效果会更好。

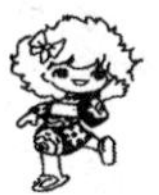

4. 接触了甲型肝炎患者后的补救措施

(1)对家庭或托儿所、幼儿园的密切接触者，特别是婴幼儿，应于接触后（最长不超过 1 周）立即注射丙种球蛋白，剂量为 0.02～0.06 毫升/千克体重，成人 5 毫升/次。

(2)学校、工厂及机关等单位发生散发甲型肝炎，其他人一般不需要预防注射。

(3)对接触者要加强保护，注意休息，足够睡眠，饮食富于营养，易于消化，室内保持空气新鲜，增强机体抵抗力，避免感冒、腹泻等疾病发生。

(4)对接触者，特别是甲型肝炎流行区，对现症患者周围的人群密切注意监视，定期查甲型肝炎病毒抗体免疫球蛋白 M 及丙氨酸转氨酶，以期及早发现患者（包括隐性感染者），及时采取措施。

(5)对甲型肝炎患者的餐具采取煮沸消毒，衣物、被褥清洗后日光暴晒，室内用 20％漂白粉上清液喷洒清扫或 0.2％～0.5％过氧乙酸雾化消毒，以避免继续传播。

(6)密切接触甲型肝炎患者的人在 1 周内接种甲型肝炎疫苗，仍能提供保护。

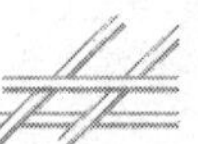

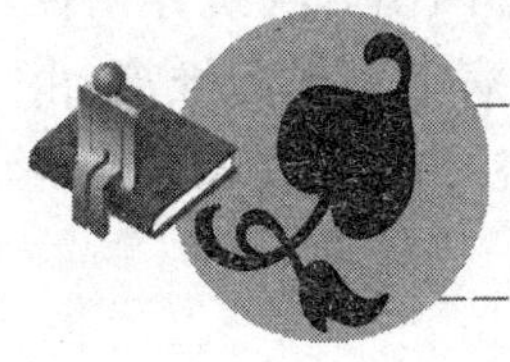

四、丙型肝炎的“三联疗法”

（一）丙型肝炎的概念及治疗原则

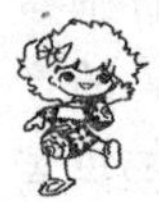

1. 丙型肝炎的概念

丙型肝炎（简称丙肝）是由丙型肝炎病毒（HCV）所引起，是通过输血或血制品、血透析、单采血浆还输血细胞、肾移植、静脉注射毒品、性传播、母婴传播等传染引起的。

在预防丙型肝炎的措施上，筛选献血员是重要一环，凡血中抗-HCV 阳性或丙型肝炎病毒-RNA 阳性均不能作为献血员。

丙型肝炎是一个世界性的健康难题，全球现约有 1.7 亿丙型肝炎患者，我国丙型肝炎抗体阳性患者约 4 000 万。丙型肝炎临床表现与乙型肝炎相似，但它对人类健康的威胁不亚于乙型肝炎。丙型肝炎分布较广，更容易演变为慢性肝硬化和肝癌。

丙型肝炎是一种严重的慢性进展性疾病，感染丙型肝炎 20 年后，有 10%～15%的人会发生肝硬化。1992 年，我国病毒性肝炎血清流行病学调查表明，我国一般人群丙型肝炎抗体阳性率为 3.2%，约有 3 800 万人感染丙型肝炎病毒。据此推算，由于感染丙型肝炎而导致的肝硬化病例数将可能多达 380 万～570 万。

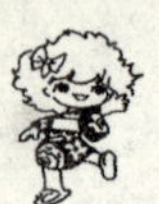

2. 丙型肝炎的主要传播途径

成人感染丙型肝炎病毒后比感染乙型肝炎病毒更容易转化成慢性肝炎。因此，大众应了解丙型肝炎的传播途径，以有效预防丙型肝炎传播。丙型肝炎病毒(HCV)主要通过血液、破损皮肤和黏膜途径传播，具体传播途径有：

(1)经输血和血制品传播：虽然自 1992 年起对献血者筛查抗-HCV后该途径得到了有效控制。但是，因为抗-HCV 的产生存在窗口期、抗-HCV 检测试剂的质量不稳定或少数感染者不能产生抗-HCV，大量输血和血液透析仍有可能增加 HCV 的感染机会。

(2)经破损的皮肤和黏膜暴露：这是目前最主要的传播方式，在某些地区，因静脉吸毒导致的 HCV 传播占 60%～90%。使用非一次性注射器和针头、未经严格消毒的牙科器械、内镜、侵袭性操作、针刺等也是 HCV 传播方式。一些可能导致皮肤破损和血液暴露的传统医疗方法也可能与 HCV 传播有关；文身和穿皮孔也是潜在的经血传播方式。

(3)性传播：与感染者性交或高危的性方式增加传播的可能性。同时伴有其他性传播疾病者，特别是艾滋病病毒(HIV)感染者，感染 HCV 的危险性更高。

(4)母婴传播：抗-HCV 阳性母亲将 HCV 传播给新生儿的危险性为 2%，若母亲在分娩时 HCVRNA 阳性，则传播的危险

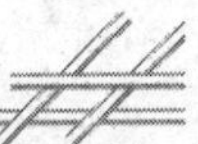

性增高 4%～7%，合并 HIV 感染时，传播的危险性增高至 20%，高 HCV 病毒载量可能增加传播的机会。

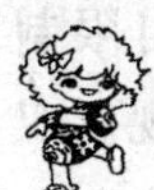

3. 急性丙型肝炎临床表现

急性丙型肝炎临床表现与乙型肝炎无明显区别，但症状较轻，以轻度全身疲劳、乏力及食欲缺乏为主。有些患者尚可有恶心、腹胀及肝区痛，同时可伴有低热、肝脾大，黄疸较少见，且无典型的黄疸前期、黄疸期、恢复期临床过程。实验室检查 ALT 多呈轻或中度升高，达正常值的 3～5 倍，早期血清 HCVRNA 多为阳性，2 个月左右患者症状可逐渐消退。一般根据患者近半年有输血、血液制品或密切接触丙型肝炎的历史；具有无其他原因引起的纳差、乏力、腹胀、恶心等症状，可有肝区痛及轻度肝脾大；ALT 升高，抗-HCV 尤其是抗-HCVIgM、HCVRNA 阳性，即可诊断为急性丙型肝炎。

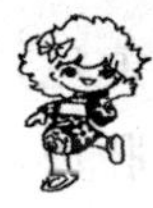

4. 丙型肝炎的临床特征

(1)起病较甲型、戊型肝炎隐匿，HCVRNA 阳性和/或丙氨酸转氨酶(ALT)持续增高者，是慢性化的特征。慢性化比例为 50%～70%，其中 10%～20%可发展为肝硬化，高于 HBV 感染。由丙型肝炎到肝细胞癌一般需 20 年以上。

(2)传染源是患者和无症状丙型肝炎病毒携带者。

(3)30～39 岁为高发病年龄。静脉吸毒、多次输血、血液透析者，丙型肝炎发病率高。

(4)丙型肝炎临床表现与乙型肝炎相似，但症状轻微或没有症状，更易慢性化。黄疸发生率低及 ALT 较乙型肝炎为低，肝外表现也不多见。

(5)ALT峰值较甲型和乙型肝炎患者低,有三种类型:单相型、多峰型和双相型。单相型呈一过性升高,是急性自限制HCV感染,预后良好。多峰型是向慢性肝炎进展的表现。双相型是在病程初期ALT下降后又上升,病情加重,常伴黄疸。

(6)丙型肝炎易与乙型肝炎发生同时或重叠感染。这是由于乙型、丙型肝炎有共同的传播途径,或慢性乙型肝炎患者免疫功能下降。故乙型、丙型肝炎患者发生重叠感染者多,重叠感染者的预后较单纯的慢性乙型或丙型肝炎为差。

(7)潜伏期为2～26周,平均7.4周。输Ⅷ因子引起的丙型肝炎,潜伏期7～33天,平均19天。

(8)丙型肝炎较乙型肝炎为轻,多为亚临床无黄疸型,丙氨酸转氨酶峰值较低,大多数患者不易被发现。

(9)丙型肝炎常见单项丙氨酸转氨酶(ALT)升高,且长期持续不降或反复波动。

(10)短潜伏期丙型肝炎,病情较重,症状突出,常有黄疸,但较少发展为慢性化。长潜伏期和轻型或无黄疸型丙型肝炎,易发展成慢性。

(11)丙型肝炎病毒感染较乙型肝炎病毒感染更易慢性化。据观察研究,40%～50%发展成为慢性肝炎,25%发展成为肝硬化,余为自限性经过;从HCV发展成慢性肝炎平均约为10年,肝硬化平均约20年,少数患者恶变成为原发性肝细胞癌需30年。

(12)虽然一般丙型肝炎经过较轻,但亦可见急性丙型肝炎暴发型与亚急性经过,或慢性迟发性肝功衰竭等严重表现,而丙型肝炎暴发时与乙型肝炎不同,HCV仍处于高度复制状态。

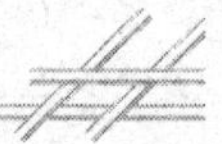

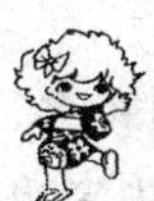

5. 无症状丙型肝炎病毒携带者的特点

有一部分人感染丙型肝炎病毒(HCV)后,临床症状表现不明显,肝功能化验也正常,但抗-HCV 阳性。

对这一部分人必须进一步检查及观察。因为单纯抗-HCV 阳性有可能是假阳性或丙型肝炎已经痊愈者。有文献报道,丙型肝炎痊愈后,个别患者其抗-HCV 阳性时间可达 9 年之久。

因此,最好是用聚合酶链反应(PCR)检测患者血中 HCVRNA,如阴性,即可继续观察其肝功能,如肝功能持续正常,则不必治疗。如肝功能异常并伴 HCVRNA 阳性则可考虑抗病毒治疗。

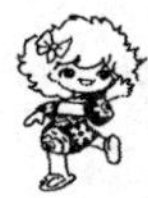

6. 肝功能正常者仍可能患丙型肝炎

凡是有过输血史或皮肤破裂曾被感染过的人,是感染丙型肝炎高危人群,应自觉向医生提出进行丙型肝炎病毒抗体检查。如果肝功能检查正常,仍要警惕是否患上丙型肝炎。

与乙型肝炎不同,丙型肝炎是一种经血液传播、由丙型肝炎病毒引起的严重的肝脏疾病。目前我国共有丙型肝炎抗体阳性患者 4 000 万人左右,80%的患者会患上慢性丙型肝炎,其中 10%~30%患者将发展为肝硬化,5%~10%肝硬化患者可发展成肝癌。然而,令人感到棘手的是,丙型肝炎患者一般都没有特别明显的症状,一般的肝功能检查几乎查不出任何异常。因此,对高危人群要积极进行丙型肝炎病毒抗体检查。

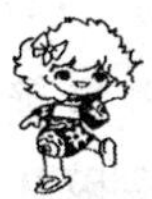

7. 丙型肝炎与乙型肝炎的相同与不同处

(1)感染、传播方式相似,两者均主要经过血液或输血制品等方式传播。

(2)临床表现相似,但丙型肝炎无症状及无黄疸病例较多,有些患者不易被发现,且肝功能检查常表现单项丙氨酸转氨酶升高,持续不降或反复波动。

(3)均有向慢性肝炎及肝硬化发展的倾向,其发生率丙型肝炎比乙型肝炎更高,丙型肝炎发展为原发性肝细胞癌的危险性更大。

(4)由于传播途径相似,因此丙型肝炎与乙型肝炎可以重叠感染,且重叠感染较单个感染发生重症肝炎和病死率要高,表明丙型肝炎与乙型肝炎重叠感染可加剧肝脏的损害。

(5)丙型肝炎也可能由性接触传播及母婴传播,但不如乙型肝炎发生率高 。

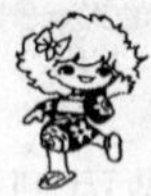

8. 丙型肝炎易发展为慢性丙型肝炎

虽然丙型肝炎临床症状相对较轻,但易向慢性化转变,血清丙氨酸转氨酶常呈波浪起伏性升高,持续达 6 个月者(占 57%)比乙型肝炎(占 28%)更为多见。长潜伏期和轻型或无黄疸型者,易发展为慢性;女性较男性更易发展为慢性;老年人和高含量丙型肝炎病毒急性感染者易发展为慢性;经血液传播者,特别是输血致丙型肝炎较肠道传播者更易发展为慢性。其中 10%~20%发生肝硬化,有时在急性起病后几个月至 3 年之内,在无症状的情况下,不知不觉地演变为肝硬化,而且少数患者病情发展迅速,预后不良。

由于丙型肝炎病毒可在慢性丙型肝炎患者肝脏内大量繁殖,导致肝脏的慢性炎症坏死,久而久之,这种肝脏的慢性破坏可导致瘢痕形成,也就是医学上所称的“肝纤维化”,再进一步

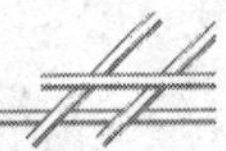

则可发展为肝硬化，甚至原发性肝癌。

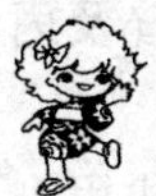

9. 丙型肝炎的危害比艾滋病还大

丙型肝炎和艾滋病有相似之处。二者传播途径类似，都是通过输血、吸毒等途径传播，因此高危人群重叠。由于这两种病毒都是RNA病毒（乙型肝炎病毒是DNA病毒），变异很快，因此不易开发出疫苗来预防。

丙型肝炎的危害绝不亚于艾滋病，甚至更大。无论儿童还是成人，如果不接受治疗，70%～80%的丙型肝炎感染者会转为慢性丙型肝炎患者。而成人感染乙型肝炎病毒后，仅有5%～10%会转成慢性。更糟的是，丙型肝炎发展为肝硬化、肝癌的比例都在乙型肝炎之上。美国的研究表明，丙型肝炎若不积极治疗，20年后发生肝硬化的比例为10%，30年后则为20%。肝脏是一个沉默的器官，感染病毒后患者可以很多年没有任何症状，而一旦发病，往往病情已经很重了。因此，丙型肝炎是一个“零存整取”的过程，尽管目前疾病还没显山露水，但再过10年，就会出现大量肝硬化患者。对于肝硬化失代偿患者治疗起来会非常麻烦，很多患者都需要肝移植。因此，从发病患者数和远期后果看，丙型肝炎的实际危害可能远大于艾滋病。

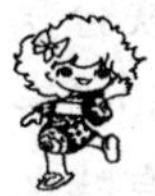

10. 丙型肝炎的预防

(1)严格筛选献血员，避免高危人群献血。

(2)对不能戒毒的静脉药瘾者，劝其尽量以非注射途径代替注射途径给药，不与他人共用注射器。

(3)医疗单位使用一次性注射器，医疗器具严格消毒。

(4)提倡单一性伴侣,有性乱史者应定期检查,加强管理;建议丙型肝炎患者的配偶或性伴侣用安全套;向青少年普及丙型肝炎预防知识。

(5)丙型肝炎可在家庭内传播,家庭成员间应避免共用剃须刀、牙刷、牙膏及理发用具等,但共同用餐、同用食具一般并无传染危险。

(6)丙型肝炎病毒可通过胎盘及分娩传播。因此,对丙型肝炎病毒 RNA 阳性的母亲,妊娠期间应避免胎盘穿刺操作,分娩时尽量减少胎儿和新生儿接触母血的机会;抗病毒药物应在妊娠前使用。

(7)对穿刺针、医疗用具进行彻底消毒。

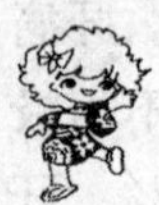

11. 丙型肝炎需要早查早治

丙型肝炎病毒对肝脏的破坏是持续、隐匿、不可逆转的,80%以上的感染者将发展成慢性肝炎,丙型肝炎患者最终发展成肝硬化、肝癌,肝衰竭的比例也远远高于其他肝炎。丙型肝炎病毒还会加重其他肝炎患者的病情。由于至今没有研制出丙型肝炎疫苗,丙型肝炎的危害从某种意义上说比乙型肝炎更为严重。

丙型肝炎的治疗基本与乙型肝炎相同,以干扰素或联合病毒唑治疗疗效为好。在接受干扰素(IFNα)治疗期间,50%～80%患者的 ALT 可恢复正常,停药后复发率约为 50%,有持久疗效者 15%～25%。如与病毒唑联合治疗,可提高疗效。病毒唑口服剂量由每日 600 毫克增至每日 1 000 毫克,最大可至 1 200毫克,共服 6 个月。不良反应主要是溶血性贫血,与剂量有关,停药后可自行恢复,未见其他特殊不良反应。

四、丙型肝炎的“三联疗法”

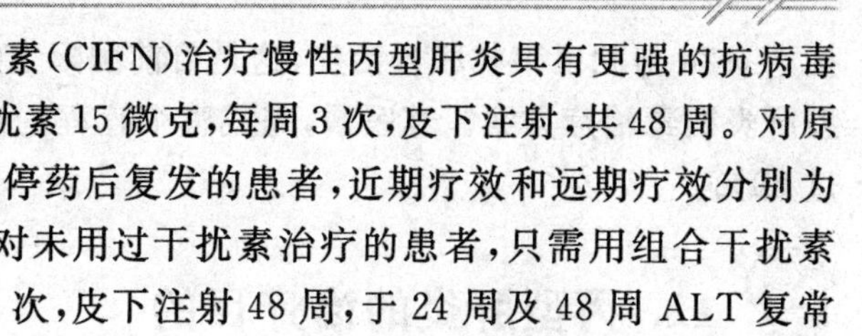

组合干扰素(CIFN)治疗慢性丙型肝炎具有更强的抗病毒作用,组合干扰素 15 微克,每周 3 次,皮下注射,共 48 周。对原用其他干扰素停药后复发的患者,近期疗效和远期疗效分别为 70%和 58%;对未用过干扰素治疗的患者,只需用组合干扰素 9 微克,每周 3 次,皮下注射 48 周,于 24 周及 48 周 ALT 复常率分别为 68.3%和 63.9%,HCVRNA 阴转率分别为 73.6%和 65.4%。不良反应的发生率及严重程度与干扰素 α-2a 基本相同。熊去氧胆酸用以治疗慢性丙型肝炎能使 ALT 下降 40%,常用剂量为每日 600 毫克,分次口服,6 个月为 1 个疗程。

为减少丙型肝炎带来的危害,一方面要大力普及丙型肝炎预防知识,使人们避免感染丙型肝炎病毒;另一方面应在丙型肝炎高危人群中开展丙型肝炎抗体检查,以使丙型肝炎患者及早得到诊断和治疗。专家们认为,有多个性伴侣者,有输血史或使用静脉注射毒品者,以及经常可能接触血液的医护人员、美容师、牙医、警察等,都应该考虑接受丙型肝炎抗体检查。

目前,干扰素被认为是治疗丙型肝炎惟一有效的药物。然而在临床治疗中,干扰素只对 10%～20%的患者有效。干扰素在血液循环中存在的时间很短,不能保持有效的抗病毒浓度,患者需要每周 3 次或隔日注射 1 次,注射后短时间内干扰素血液浓度会很高,但在两次注射之间干扰素浓度很低,影响了它的疗效。另一个重要原因是患者可能携带有不同基因型的丙型肝炎病毒,不同基因型的丙型肝炎病毒对干扰素表现出不同的抵抗能力。

只要及早发现,及早治疗,丙型肝炎是可以治愈的。目前的治疗水平可以帮助大部分患者治愈疾病,相信随着研究的不断深入和新治疗方案的优化,绝大部分患者都将实现治愈疾病的愿望。而当前首选药物是长效干扰素,尤其是聚乙二醇化干

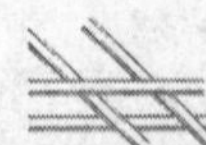

扰素 α-2α 与利巴韦林联合治疗，这是目前国际上最有效的抗丙型肝炎病毒治疗方案。遵医嘱，完成整个疗程的患者治愈率超过 60%。

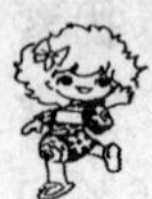

12. 丙型肝炎的治疗目的

丙型肝炎治疗的目的是清除或持续抑制体内的丙型肝炎病毒，从而改善或减轻肝脏损伤，阻止进展为肝硬化、肝衰竭或肝癌，并提高患者的生活质量。

治疗丙型肝炎的方法有许多，需进行综合治疗。患者应卧床休息或从事力所能及的工作，选择含蛋白质高的食物，不宜多吃高脂肪食物、高糖食物。药物治疗常用保肝药物，如维生素 C、复合维生素 B、肝泰乐、肌苷、辅酶 A 等，可以选择几种联用，有一定的效果；强力宁或甘草甜素具有类固醇样作用，有抗病毒作用，可诱导产生 γ-干扰素，还能保护肝细胞膜，减轻肝细胞损害。干扰素治疗是国内外肝病权威学会推荐的首选治疗药物，具体方案为首选干扰素和利巴韦林联合治疗，对于有利巴韦林禁忌的患者，可以采用干扰素单药治疗。干扰素分为普通干扰素和新型长效干扰素，疗程根据患者的不同病毒基因型通常分为 24 周和 48 周。

此外，中药制剂如联苯双酯、齐墩果酸等也可选择应用。还有免疫促进药，如胸腺素、转移因子及干扰素等，可提高免疫活性细胞的功能，有助于丙型肝炎病毒的清除。

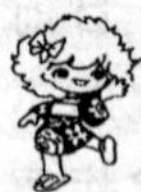

13. 丙型肝炎的分期治疗

根据临床表现的不同，丙型肝炎也可分为急性、慢性与重

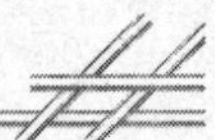

型三种不同的临床类型，故其治疗方法也有所不同。

(1)急性丙型肝炎：适当的休息、合理的营养和饮食及保肝药的合理使用，是所有急性病毒性肝炎的共同疗法。至于急性丙型肝炎要不要及早使用抗病毒的干扰素治疗，目前专家们仍持不同意见。有的主张应早期应用干扰素清除丙型肝炎病毒，防止其转为慢性肝炎；也有人认为，丙型肝炎也有自愈倾向，干扰素不仅价格昂贵，部分患者还会产生不良反应，再说也未必能完全防止慢性化，故急性期不主张应用。但临床上应灵活掌握，如果患者经一般治疗后病情好转不明显，血清丙氨酸转氨酶(ALT)或血清丙型肝炎病毒核糖核酸(HCV-RNA)持续或反复升高，在病人家庭经济条件许可的情况下，则可以考虑使用干扰素。

(2)慢性丙型肝炎的治疗：目前国内外公认有效的也只有干扰素，同样应该早期治疗，在急性丙型肝炎的恢复期，选用干扰素每次300万单位，每周3次，皮下注射，持续1年，甚至更长时间，70%以上的患者可获痊愈，这可使慢性丙型肝炎患者大大减少；若急性期未得到及时治疗，则60%左右的感染者将发展为慢性丙型肝炎，以后自愈的可能性甚少。对于慢性丙型肝炎，除选用干扰素外可同时服用病毒唑片(每片0.15克，每次0.3克，每日3～4次，口服宜小剂量开始，以减轻消化道反应)，与单用干扰素40%左右的有效率相比，疗效提高10%～20%。

世界上目前生产的第三代干扰素，商品名叫“干复津”，治疗慢性丙型肝炎已证实有很好的疗效，每次9～15微克，每周3次口服，疗程为12个月。

由此可见，阻断慢性丙型肝炎的发展关键是进行病原治疗，在控制和消灭病原的过程中，也应认识到必伴有肝组织的损害，因此对应用干扰素治疗的患者应重视病例选择，治疗过程中应定期随访，最好请有经验的医生动态观察治疗的反应、疗效，以及B超观察肝脏的变化，以调整剂量和掌握疗程。

(3)具体措施有三

①抗病毒治疗。目前公认比较有效的抗病毒药首推α-干扰素(IFN-α)，剂量为300万单位/次，每周3次，皮下或肌内注射。以后可根据患者的具体情况及治疗效果，增至500万单位/次，每周3次，疗程为3～6个月。据报道，约50%患者出现复发，但再次应用干扰素治疗仍可获效。因此有人主张加大剂量，延长疗程至一年，或配合应用其他抗病毒药，可提高疗效，减少复发。用药后如出现畏寒、发热、类感冒反应及眩晕、脱发，甚至末梢血白细胞及血小板减少等不良反应，应立即停药，多可自行恢复。此外，应用广谱抗病毒药——病毒唑(三氮唑核苷)治疗丙型肝炎，有明显降低及恢复丙氨酸转氨酶和丙型肝炎病毒核糖核酸(HCV-RNA)水平的效果。用量为每日口服1～1.2克，或每日0.4～0.6克，肌注或加入5%葡萄糖注射液500毫升中静脉滴注。疗程为3～6个月。

②免疫调节剂治疗。可以纠正慢性丙型肝炎出现的免疫功能障碍，促进丙型肝炎病毒的清除和病体的恢复。也可配合应用其他抗病毒药。

③改善肝功能治疗。可参考有关慢性病毒性肝炎的治疗条目。

(4)重症丙型肝炎治疗：丙型肝炎病毒若与其他类型的肝炎病毒，特别是乙型肝炎病毒混合感染，极容易引起重症肝炎。

①生物细胞疗法。

②绝对卧床休息。

③用饮食疗法。

④减少内毒物吸收

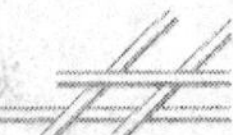

⑤保证足够的热能供应。维持正氮平衡和电解质平衡。

⑥血浆和人血白蛋白及早支持使用可以极大的缓冲肝脏细胞的恢复时间,减轻肝细胞对损伤和促进肝细胞的再生。

⑦防止细菌和真菌感染。

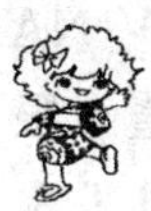

14. 丙型肝炎病毒携带者的治疗

乙型肝炎病毒携带者是指其体内可以查出有乙型肝炎病毒(一般持续 6 个月以上),但没有相应的乙型肝炎症状和体征、肝功能,特别是丙氨酸氨基转移酶(ALT,正常值是 0～40 单位)也基本正常的人群。同样,丙型肝炎病毒携带者也是指感染了丙型肝炎病毒、没有相应的丙型肝炎症状和体征、ALT 正常的人群。

在 2002 年亚太地区的肝病会议上,根据患者体内 ALT 的水平可将丙型肝炎病毒感染者分为三种类型:即慢性持续型(ALT 呈慢性持续性升高)、反复异常型(ALT 呈反复明显的波动)和健康携带型(ALT 正常)。但随着临床研究的不断深入,人们发现大多数丙型肝炎病毒携带者的肝脏组织均有慢性肝炎样改变。因此,在 2004 年中华医学会肝病学分会和传染病与寄生虫病学分会制定的《丙型肝炎防治指南》中,就没有将“丙型肝炎病毒健康携带型”作为丙型肝炎病毒感染的一个类型提出来,而是直接把它划归于慢性丙型肝炎之中。为什么要这样划分呢?原来,在慢性丙型肝炎患者中约有 30%的人其 ALT 是正常的,约有 40%的人其 ALT 低于 2 倍正常值的上限(80 单位)。虽然他们中的大多数人只是出现了轻度肝损伤,但仍有一部分人可以发展为肝硬化,甚至是肝癌,在这种情况下若再将这部分人称为丙型肝炎病毒的“健康携带者”显然是不适宜的。

据临床报道，对 ALT 正常或低于 2 倍正常值上限的丙型肝炎患者使用普通干扰素进行抗病毒治疗，并不能获得明显的疗效，即便对其联合使用了长效干扰素与利巴韦林(病毒唑)进行治疗，出现病毒学应答(指丙型肝炎病毒核酸——HCV-NA转阴)的几率也与采取同样疗法的 ALT 大于 2 倍正常值上限的丙型肝炎患者相似。故那种仅凭丙型肝炎患者体内 ALT 水平的高低来预测其对抗病毒治疗能否出现应答的方法已不太准确。因此专家指出，只要 ALT 正常或轻度升高的丙型肝炎患者体内的丙型肝炎病毒核酸呈阳性就可以对其进行抗病毒治疗。这一点与对待乙型肝炎病毒携带者的做法不同，因为国内外专家一致认为，可暂时不对 ALT 正常的乙型肝炎病毒携带者进行抗病毒治疗，而只需要对他们进行密切的观察和随访。

我国的丙型肝炎病毒感染率高达 3.2%，目前全国可能有 3 700 万～4 000 万丙型肝炎病毒感染者。如果将这些人全部视为丙型肝炎患者，并采用干扰素对他们进行抗病毒治疗显然是不现实的。专家指出，对 ALT 正常的丙型肝炎病毒携带者应首先为其做肝脏活体组织学和病理学检查，一旦证实其存在肝脏慢性炎症或肝纤维化，即可对其进行抗病毒治疗，而对肝脏只有轻微炎症或无明显纤维化者可不进行抗病毒治疗。虽然进行肝脏活体组织学检查是一种很安全的检查方法，但它毕竟对患者有一定的损伤性，所以大多数患者是难以接受的。但这并不是说，不做肝脏穿刺检查的丙型肝炎病毒携带者就不能进行抗病毒治疗了，只是在对其进行抗病毒治疗时应注意以下几点：

(1)单纯的丙型肝炎病毒抗体(抗-HCV)呈阳性，而丙型肝

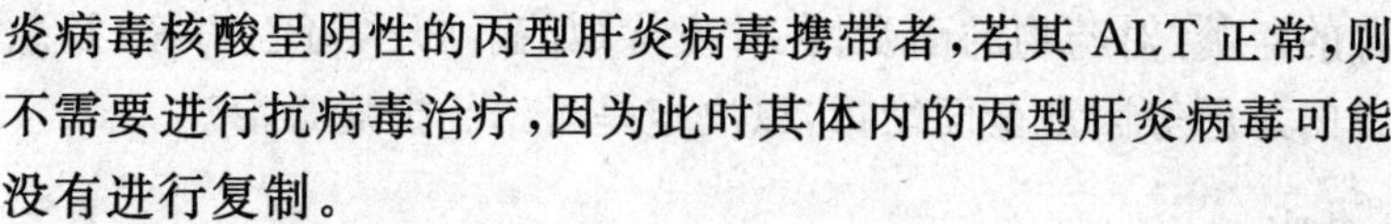

炎病毒核酸呈阴性的丙型肝炎病毒携带者，若其 ALT 正常，则不需要进行抗病毒治疗，因为此时其体内的丙型肝炎病毒可能没有进行复制。

(2)接受抗病毒治疗的丙型肝炎病毒携带者，其丙型肝炎病毒核酸必须呈阳性(若经一次检查其结果是丙型肝炎病毒核酸呈阳性即可确定，但若经一次检查其结果是丙型肝炎病毒核酸呈阴性则并不能完全排除该患者有丙型肝炎病毒感染，所以还要进行复查)。

(3)丙型肝炎病毒携带者可做腹部 B 超检查，若发现有肝损伤，则可进行抗病毒治疗。

(4)丙型肝炎病毒携带者可做血清肝纤维化指标检查，在检查中如透明质酸(HA)、血清Ⅲ型前胶原肽(PCⅢ)、层黏素(LN)、Ⅲ型胶原(PⅢP)等指标增高则可进行抗病毒治疗。

需要说明的是，对丙型肝炎进行抗病毒治疗的药物比较单一，只有干扰素一种，而利巴韦林只是治疗丙型肝炎的辅助性药物，不可单独应用于丙型肝炎治疗。ALT 正常的丙型肝炎病毒携带者，可尽量选择长效干扰素联合利巴韦林进行抗病毒治疗。使用这种方法疗效确切，但由于药价较贵则难以普及。而若选用普通干扰素进行治疗，则需加大剂量，每次不应少于 500 万单位，疗程也不应少于 48 周。

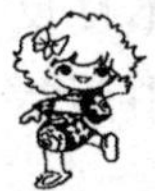

15. 儿童和老年人丙型肝炎的治疗

有关儿童慢性丙型肝炎的治疗经验尚不充分。初步临床研究结果显示，IFN-α 单一治疗的 SVR 率似高于成人，对药物的耐受性也较好。65 岁或 70 岁以上的老年患者原则上也应进行抗病毒治疗，但一般对治疗的耐受性较差。因此，应根据患者的年龄、对药物的耐受性、并发症(如高血压、冠心病等)及患者的意愿等因素全面衡量,以决定是否给予抗病毒治疗。

16. 丙型肝炎合并乙型肝炎病毒感染者的治疗

合并乙型肝炎病毒感染会加速慢性丙型肝炎向肝硬化或HCC的进展。对于丙型肝炎病毒-RNA阳性/HBV-DNA阴性者,先给予抗HCV治疗;对于两种病毒均呈活动性复制者,建议首先以IFN-α加利巴韦林清除HCV,对于治疗后HBV-DNA仍持续阳性者,可再给予抗HBV治疗。对此类患者的治疗尚需进行深入研究,以确定最佳治疗方案。用中医辨证辅助治疗,可以提高疗效。

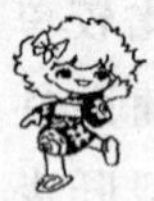

17. 丙型肝炎发展成肝硬化的治疗

(1) 代偿期肝硬化(Child-Pugh A级)患者尽管对治疗的耐受性和效果有所降低,但为使病情稳定、延缓或阻止肝衰竭和HCC等并发症的发生,建议在严密观察下给予抗病毒治疗。

(2)失代偿期肝硬化患者多难以耐受IFN-α治疗的不良反应,有条件者应行肝脏移植术。以上两期均可配合中医中药治疗,可以提高疗效。

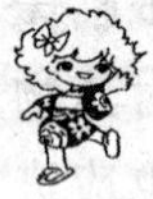

18. 治疗丙型肝炎需要关注的问题

治疗丙型肝炎目前采用的方法比较简单,也比较单一,主

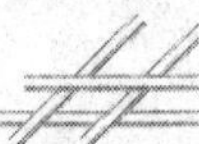

要是抗病毒治疗。但是除了抗病毒之外,治疗丙型肝炎还应该注意很多细节问题。

(1)联合治疗,标本兼治:丙型肝炎治疗的根本目的是彻底清除体内的丙型肝炎病毒,目前尚难以达到此目的。但是,最大限度地抑制病毒复制,延缓和减轻肝脏损害,尽量避免发展为肝硬化,改善患者生活质量是有可能实现的目标。如果用药得当,可以使 3/4 的患者获得抗病毒应答效应。针对丙型肝炎患者肝功能异常,还可以配合使用一些保肝护肝药物,如甘利欣、肝炎灵等,这样可以促进肝细胞再生,减轻肝脏炎症反应。

(2)因人而异,掌握时机:使用抗病毒联合治疗方案并非人人皆宜,而是要严格掌握适应证。只有符合治疗指征,才能获得满意的疗效。使用抗病毒联合治疗应该具备如下指征:丙氨酸转氨酶反复升高,或肝组织学检查提示有明显的炎症坏死或中度以上肝纤维化。如果肝功能检测正常,但是肝组织学检查提示有炎症活动和明显肝纤维化,也应给与抗病毒治疗。早期肝硬化(代偿期肝硬化)患者可以在严密观察下进行抗病毒治疗。

(3)知情透明,医患配合治疗:丙型肝炎的治疗是一项长期艰巨的任务,治疗的整个过程需要患者的密切配合,患者对于治疗必须认同和知情,医生必须向患者讲解本病的自然过程及治疗的必要性,抗病毒治疗的目的,目前治疗可能达到的水平和成功率,特别是药物治疗的不良反应及预防和应对方法,并清楚治疗有可能获得的效益和承担的风险。对于长期并且昂贵的抗病毒治疗,患者需要与医院签订知情同意书,医患双方共同承担治疗的责任和义务。整个治疗过程,需要专家指导。对治疗中可能出现的一些问题,如干扰素会引起许多不良反应,像感冒综合征、骨髓抑制等,医生必须采取相应措施。

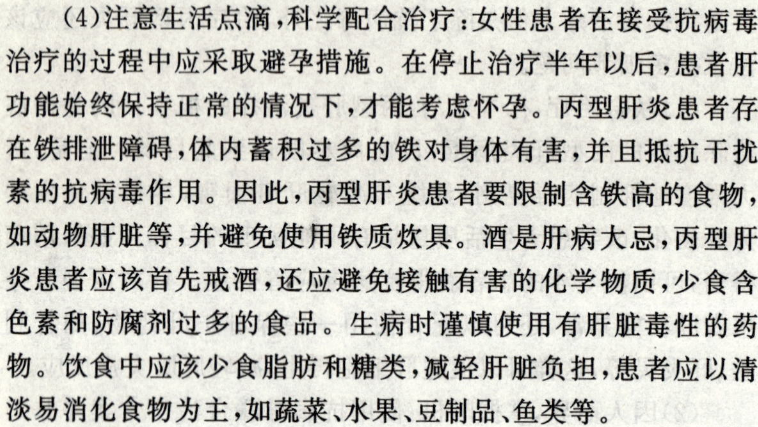

(4)注意生活点滴，科学配合治疗：女性患者在接受抗病毒治疗的过程中应采取避孕措施。在停止治疗半年以后，患者肝功能始终保持正常的情况下，才能考虑怀孕。丙型肝炎患者存在铁排泄障碍，体内蓄积过多的铁对身体有害，并且抵抗干扰素的抗病毒作用。因此，丙型肝炎患者要限制含铁高的食物，如动物肝脏等，并避免使用铁质炊具。酒是肝病大忌，丙型肝炎患者应该首先戒酒，还应避免接触有害的化学物质，少食含色素和防腐剂过多的食品。生病时谨慎使用有肝脏毒性的药物。饮食中应该少食脂肪和糖类，减轻肝脏负担，患者应以清淡易消化食物为主，如蔬菜、水果、豆制品、鱼类等。

(5)患丙型肝炎后握手不会传播病毒：丙型肝炎很少在无性关系的家庭成员中或公共场合中传播，拥抱、亲吻脸颊和握手也不会传播丙型肝炎病毒，与朋友分享食物或饮料一般也不会传播。

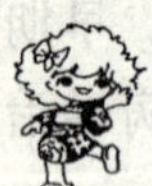

19. 治疗丙型肝炎获得最佳疗效的方法

有不少丙型肝炎患者在进行治疗的过程中都尝试过很多的治疗方法，如使用干扰素、免疫调节剂及各种中药进行治疗等；但是，治来治去患者的丙型肝炎病毒核糖核酸(RNA)仍为阳性。这是为什么呢？

衡量丙型肝炎的治疗效果要看患者的丙型肝炎病毒RNA能否转为阴性。如果经过治疗患者的丙型肝炎病毒RNA能够转为阴性，其肝功能又能持续地保持正常，这就达到了较为理想的治疗效果。治疗丙型肝炎不像治疗乙型肝炎那样复杂，其治疗方案较为简单，其有效的治疗方法就是使用干扰素和病毒唑(利巴韦林)等药物进行联合治疗。有些丙型肝炎患者的治

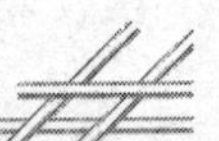

疗之所以失败就是因为没有使用这种方法或是错误地使用了这种方法。有些丙型肝炎患者由于惧怕使用干扰素治疗,便只使用一些中药或免疫调节药进行治疗,这种做法既浪费了钱财,也耽误了病情,是绝对错误的。有的患者虽然使用了干扰素,但是没有按照疗程使用或用药的剂量不足,这样做也难以收到好的疗效。还有的患者在使用干扰素治疗时没有联合使用病毒唑,这样做也会影响疗效。那么,在治疗丙型肝炎时怎样才能获得最佳疗效呢?

(1)干扰素治疗丙型肝炎:α-干扰素是目前治疗丙型肝炎最为有效的药物。但在使用α-干扰素治疗丙型肝炎时要选择好α-干扰素的种类。α-干扰素包括:普通α-干扰素、复合干扰素和聚乙二醇α-干扰素三种类型。其中聚乙二醇α-干扰素就是所谓的长效干扰素。长效干扰素是目前公认的治疗丙型肝炎最好的干扰素。丙型肝炎患者在经济条件允许的情况下,应该首先使用长效干扰素。如果经济条件不好,则可以选用普通干扰素和复合干扰素。

(2)干扰素治疗丙型肝炎要注意早期应答与用药的疗程:使用干扰素治疗丙型肝炎,一是强调要获得早期应答,即用干扰素治疗丙型肝炎3个月时,患者的丙型肝炎病毒定量应该有明显的下降,如果不下降,就应该考虑加大用药的剂量(如可把普通α-干扰素由每次使用300万单位增加到每次使用500万～600万单位),或者变换干扰素的种类。早期应答的获得,预示着患者若坚持使用干扰素治疗1年以上便可以获得较为满意的疗效。二是强调要有足够的疗程。目前主张,用干扰素治疗丙型肝炎一旦奏效,就应该坚持使用干扰素治疗1年以上;尤其是丙型肝炎病毒基因为1型的患者,更需要坚持1年以上的该种治疗。

(3)抗病毒治疗要针对适应证:有的丙型肝炎病毒感染者不是抗病毒治疗的适应证患者,或者说该类患者不适合应用干扰素进行治疗。例如,该病患者的血清丙氨酸转氨酶(ALT)水平正常者不是抗病毒治疗的最佳适应证患者;无肝纤维化(F0期)或有轻微肝纤维化(F1期)的丙型肝炎患者也不一定需要进行抗病毒治疗;肝硬化晚期及肝功能失代偿的患者通常也不需要进行抗病毒治疗(因为该治疗对其无效)。专家们认为,丙肝纤维化F2期和F3期的患者是进行抗病毒(应用干扰素)治疗的最佳适应证患者,其次肝硬化早期的患者也可考虑进行抗病毒治疗。另外,由于丙型肝炎病毒的基因型与可否进行抗病毒治疗也有一定的关系。所以,慢性丙型肝炎患者应尽早进行肝活检和丙型肝炎病毒基因分型及病毒载量的测定,以便为进行抗病毒治疗提供可靠的依据。

(4)可采用联合用药的疗法:目前专家们推荐的治疗丙型肝炎的方案是:联合应用干扰素和病毒唑进行治疗,或者联合应用干扰素和胸腺肽(Ta_1)进行治疗。使用胸腺肽时可每次皮下注射1.6毫克,每周注射2～3次。我国新近研制的中药氧化苦参碱注射剂,除了具有抗乙型肝炎病毒的作用外,还有抗丙型肝炎病毒的作用;有人用氧化苦参碱注射剂治疗丙型肝炎,每次肌内注射200毫克,每日注射2次,其疗效不亚于使用干扰素的治疗效果;而且联合使用氧化苦参碱注射剂与干扰素治疗丙型肝炎,其疗效更佳。

(5)丙型肝炎疗效不应以丙氨酸转氨酶的高低为标准:而主要应以患者丙型肝炎病毒RNA的转阴为标准。如果患者的丙型肝炎病毒RNA转阴,说明该患者的治疗效果好;若治疗结束后2年,患者的丙型肝炎病毒RNA仍为阴性,这在临床上叫做“持续应答”,是丙型肝炎治疗最理想的效果。有的患者以丙型肝炎病毒抗体的阳性或阴性来判断使用干扰素的疗效，这是不对的。当丙型肝炎患者的病毒 RNA 转阴后，其丙型肝炎病毒抗体仍然可以为阳性，且可持续数年不消失。由此可见，丙型肝炎患者在进行抗病毒治疗的前后一定要检测丙型肝炎病毒 RNA 的情况，以此来准确判定使用干扰素的疗效。

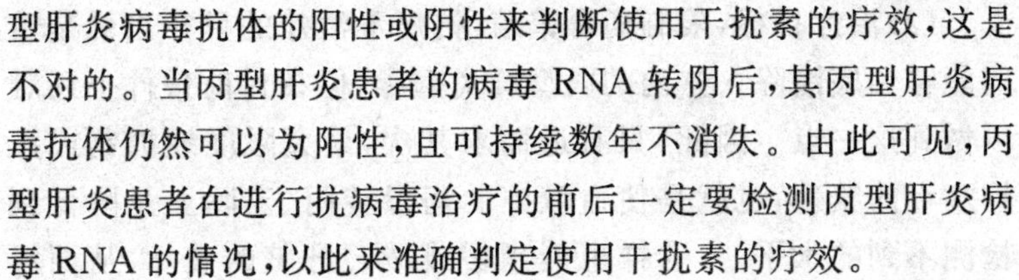

(二)丙型肝炎的西药治疗

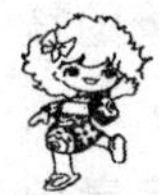

1. 抗病毒是慢性丙型肝炎治疗的根本

(1)药物联手，疗效明显提高：丙型肝炎抗病毒治疗的发展经过了三个重要阶段。在 α-干扰素应用到临床之前，我们没有特殊的治疗方法，α-干扰素的治疗揭开了丙型肝炎抗病毒治疗的新篇章，这是第一个里程碑；此后发现 α-干扰素联合利巴韦林(过去称“病毒唑”)可以显著提高抗病毒的效果。因此，利巴韦林作为联合治疗用药成为丙型肝炎抗病毒治疗的第二个里程碑；2003 年在我国上市的聚乙二醇干扰素联合利巴韦林的治疗方案，达到了目前丙型肝炎抗病毒治疗的最高疗效，是丙型肝炎抗病毒治疗的第三个里程碑。如果治疗正确，可使 3/4 的丙型肝炎患者获得持续的抗病毒应答。

不过，目前仍有部分丙型肝炎患者不重视抗病毒治疗，只是进行一般的保肝降酶对症治疗。在了解了治疗新进展后，患者应增强战胜疾病的信心，重视正规的抗病毒治疗，争取痊愈机会，防止发展为肝硬化和肝癌。

(2)治疗目标,限制病毒繁殖:抗病毒治疗的目标当然是希望能够彻底清除人体内的丙型肝炎病毒,但在目前条件下还难以做到这一点。因此,只有退而求其次,最大限度地抑制或压抑病毒的繁殖,也就是使血液中的病毒转阴(实际上是降低到检测不到的水平)。这样也能延缓或减轻肝脏的破坏,从而尽量避免发展为肝硬化,肝衰竭或肝癌,同时也能改善生活质量。

(3)抗病毒治疗,并非人人皆可:并非是所有的丙型肝炎患者都需要抗病毒治疗。首先,一定要经过化验证明血液中的丙型肝炎病毒-RNA 阳性时才需要抗病毒治疗。有些人单纯丙型肝炎病毒抗体(抗-HCV)阳性,但是 HCVRNA 阴性,这种情况一般认为是既往发生的丙型肝炎病毒的感染,或处于病情的恢复期,或病程的稳定状态,不需要抗病毒治疗。

大家也许知道,目前对于慢性乙型肝炎患者的抗病毒治疗,不仅要求其乙型肝炎病毒-DNA 阳性,而且要求其丙氨酸转氨酶升高 2 倍以上,这是因为丙氨酸转氨酶正常情况下抗病毒治疗效果很差。但最近的研究发现,丙氨酸转氨酶正常的丙型肝炎患者对于抗病毒的疗效与丙氨酸转氨酶升高者相似,所以对血液中 HCVRNA 阳性的患者,即使其丙氨酸转氨酶无明显升高,也可给予抗病毒治疗,但有一部分专家认为,丙氨酸转氨酶一直正常或仅有轻微升高的患者,其病情发展较慢,而治疗费用较大、不良反应较多,不要急于治疗,但需定期观察。究竟该怎么掌握,还得由医患双方充分交流,权衡利弊后选出最适合的方案。另外,出现肝硬化失代偿的患者,也就是已经出现腹水,肝性脑病(又称肝昏迷)或消化道出血,既经受不住抗病毒治疗的不良反应,也难以再产生疗效,故不适合治疗。

从理论上讲,对于急性丙型肝炎(也就是感染后 6 个月内)患者,给予干扰素治疗可以减少慢性化的发生。但遗憾的是,

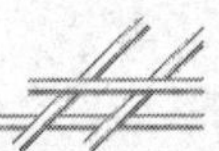

对多数患者来说，作出诊断时已经是慢性丙型肝炎了。

(4) 专业指导，抵抗药物不良反应：俗语说“是药三分毒”，抗病毒药物也是一把双刃剑，干扰素一方面是目前最有效的抗肝病毒药物，另一方面其不良反应也非常明显。它对几乎所有的患者均可引起发热、寒战、头痛、肌肉酸痛、乏力等流感样症状；在注射干扰素同时服用对乙酰氨基酚(扑热息痛)或其他解热镇痛药，可预防或减轻流感样症状。第二个常见的不良反应是骨髓抑制，表现为外周血白细胞和血小板减少，因此应定期检测血常规。利巴韦林的主要不良反应为溶血和致畸作用，肾功能不全者可引起严重溶血，故禁用利巴韦林。男女患者在治疗期间及停药后 6 个月内，均应采取避孕措施。建议患者就医一定要到正规医院，在有经验的专科医生指导下进行规范的抗病毒治疗。

(5) 医患配合，治疗成功的重要因素：患者的配合(医学上称为依从性)是影响治疗成功率的另一个重要因素。患者对抗丙型肝炎病毒治疗要有一个恰当的期望，期望过高容易失望甚至容易被不实的广告宣传误导；期望过低，则失去对抗病毒治疗的信心，从而失去治疗的机会。因此，了解本病的自然病程及治疗的必要性、抗病毒治疗的目的、现有抗病毒疗法的效果及成功率，特别是药物治疗的不良反应及预防减轻不良反应的方法，是很有必要的。医患双方的密切配合是战胜疾病的关键之一，治疗丙型肝炎也不例外。

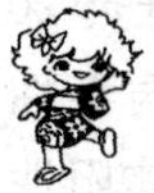

2. 合理的药物干预可以治愈丙型肝炎

对于丙型肝炎这种慢性疾病，目前公众认知度还很低，有的患者疏于治疗，有的却缺乏信心。有关专家呼吁，丙型肝炎患者要坚定战胜疾病的信心，只要早发现、早治疗，通过合理的药物干预是完全可以痊愈的。

丙型肝炎是经血液传播的传染性疾病，且来势凶猛，疾病发展越后期，越难治愈。丙型肝炎因起病隐匿，容易被忽视，目前还没有疫苗预防。

丙型肝炎并不可怕，它与乙型肝炎不同，通过药物干预就可以治愈。在丙型肝炎治疗中，干扰素类药物是目前相当有效的抗丙型肝炎病毒药物，临床上将聚乙二醇化干扰素联合利巴韦林使用，就显示出良好的治疗效果。

全社会要共同努力提高公众对丙型肝炎的正确认知。丙型肝炎患者要坚定战胜疾病的信心。未来丙型肝炎治疗的发展方向，将继续以聚乙二醇化干扰素为基础用药，并把新的化合物加入联合治疗方案，目前国际上就有 3 个新的化合物在研发过程中，这将为丙型肝炎患者战胜疾病带来更大的希望。

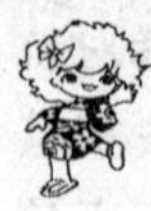

3. 规范治疗丙型肝炎可减少发生肝硬化的机会

只要及早发现，及早治疗，丙型肝炎是可以治愈的。目前的治疗水平可以帮助大部分患者治愈疾病，相信随着研究的不断深入和新治疗方案的优化，绝大部分患者都将实现治愈疾病的愿望。

丙型肝炎是一种严重的慢性进展性疾病，感染丙型肝炎 20 年后，有 10％～15％的人会发生肝硬化。1992 年我国病毒性肝炎血清流行病学调查表明，我国一般人群丙型肝炎抗体阳性率为 3.2％，约有3 800万人感染丙型肝炎病毒。据此推算，由于感染丙型肝炎而导致的肝硬化病例数将可能多达 380 万～

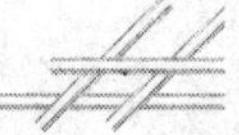

570万。

《丙型肝炎防治指南》指出，只要及早采取丙型肝炎的抗病毒治疗，清除或持续抑制体内的丙型肝炎病毒，就可以改善或减轻肝损害，阻止疾病进展为肝硬化、肝衰竭和肝癌，提高患者的生活质量。最新的临床实践表明，即使是在我国占70%的难治型丙型肝炎患者，如果在专科医生的正确评估之下，按照丙型肝炎防治指南规范治疗，治愈率也能提高到60%～70%。

丙型肝炎需要治疗而不治疗，就容易发展成肝硬化。尽管丙型肝炎相对乙型肝炎要好治，仍有不少患者因延误治疗而发展为肝硬化。

目前绝大部分患者没有经过正规的系统治疗，主要原因是急性期没有明显的症状而未能接受治疗，或是某些医务人员告诉他们不需要治疗。

由于社会对肝炎患者的歧视，很多丙型肝炎患者担心别人知道他的病情。本来丙型肝炎很多是可以治愈的，由于许多人不知道自己感染了丙型肝炎，知道后又由于种种原因不能及时治疗，导致延误治疗时机，最后出现肝硬化及各种合并症。此时进行抗病毒治疗已经没有什么效果，只能考虑做肝移植，那么费用就相当高昂了。

有50%～60%的患者通过抗病毒治疗能收到很好的效果。那些抗病毒治疗效果不好的患者，主要原因是病毒水平高、年龄较大，或属难治的基因型。

什么才是真正规范的丙型肝炎治疗呢？应包括两方面：①诊断方面。要确诊患者是否真的患了丙型肝炎，丙型肝炎的病毒水平有多高，属哪一种基因型。若有必要，部分患者最好做肝活检，明确病变情况，如是否有活动及纤维化。检查不在多，关键要检查得对，有针对性。有些患者抗体查了十遍八遍，却没有检查病毒含量。只有将上述问题搞清楚了，才能开始规范治疗。②治疗方面。使用“长效干扰素＋病毒唑”治疗方案，根据不同的病毒基因型，疗程约需半年至一年，治疗过程中须监控病毒的下降程度。治疗进行三个月时是个重要的时间点，这个时间点可以预测丙型肝炎治疗的长期疗效。需要每三个月左右测定一次病毒含量。由于治疗药物会有一定的不良反应，治疗过程中要监控白细胞和血小板的变化，使用病毒唑者要注意消化道的反应、血红蛋白和红细胞的改变。

丙型肝炎抗体并不是一种保护性抗体，而且丙型肝炎病毒亚型众多，丙型肝炎治愈之后，仍有可能再次感染丙型肝炎。

丙型肝炎患者也许担心自己的病会传染给家庭成员，虽说性传播也是一个途径，但丙型肝炎与艾滋病的性传播是不一样的。国外有资料显示，夫妻同时感染丙型肝炎的几率很小。若有一方感染了丙型肝炎，性生活时应使用安全套。此外，最好不要与家庭成员共用剃须刀、牙刷等用品。女性在患病期间，特别是转氨酶升高时最好不要怀孕，以免殃及胎儿。

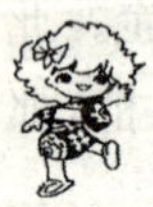

4. 丙型肝炎抗病毒治疗药物

干扰素(IFNα)是抗 HCV 的有效药物，包括普通 IFNα、复合 IFN 和聚乙二醇(PEG)化干扰素-α(PEG-IFN-α)。后者是在 IFN-α 分子上交联无活性、无毒性的 PEG 分子，延缓 IFN-α 注射后的吸收和体内清除过程，其半衰期较长，每周 1 次给药即可维持有效血药浓度。复合 IFN 9 微克相当于普通 IFN-α 3MU。PEG-IFN-α 与利巴韦林联合应用是目前最有效的抗病毒治疗方案，其次是普通 IFN-α 或复合 IFN 与利巴韦林联合疗法，均优于单用 IFNα。国外最新临床试验结果显示，PEG-

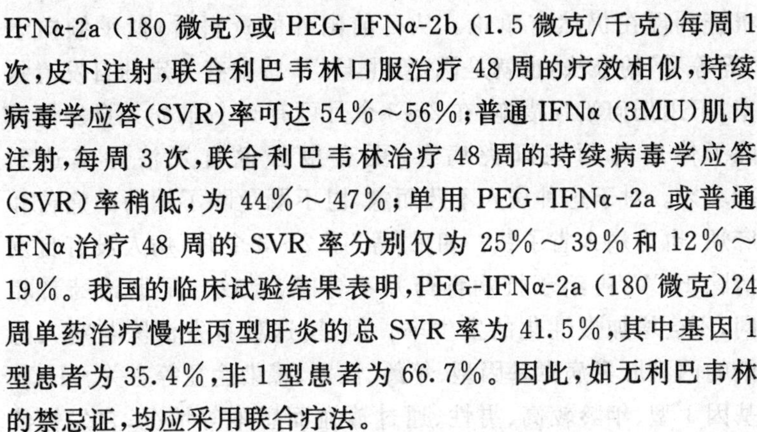

IFNα-2a（180 微克）或 PEG-IFNα-2b（1.5 微克/千克）每周 1 次，皮下注射，联合利巴韦林口服治疗 48 周的疗效相似，持续病毒学应答(SVR)率可达 54%～56%；普通 IFNα（3MU）肌内注射，每周 3 次，联合利巴韦林治疗 48 周的持续病毒学应答(SVR)率稍低，为 44%～47%；单用 PEG-IFNα-2a 或普通 IFNα 治疗 48 周的 SVR 率分别仅为 25%～39%和 12%～19%。我国的临床试验结果表明，PEG-IFNα-2a（180 微克）24 周单药治疗慢性丙型肝炎的总 SVR 率为 41.5%，其中基因 1 型患者为 35.4%，非 1 型患者为 66.7%。因此，如无利巴韦林的禁忌证，均应采用联合疗法。

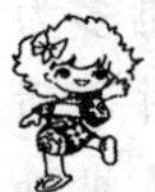

5. 丙型肝炎抗病毒不能“等等看”

大多数慢性丙型肝炎是由急性丙型肝炎发展而来的。对于慢性丙型肝炎的抗病毒治疗，专家们的意见基本上是一致的；但对于急性丙型肝炎的抗病毒治疗，至今也没能达成共识。

(1)需要尽快抗病毒：大家知道，急性乙型肝炎一般不需要抗病毒治疗，因为它是明显的自限性疾病，2 个月左右可以痊愈，自身的免疫功能清除乙型肝炎病毒，并产生保护性抗体——抗-HBs。那么，急性丙型肝炎是否需要抗病毒治疗呢？实践证明，应当给予抗病毒药治疗，因为抗病毒治疗可以有效防止急性丙型肝炎的慢性化。丙型肝炎病毒感染的慢性化发生率比较高，达到 50%～85%。文献报告，乙型肝炎病毒感染后发展至肝癌的平均时间为 20～40 年，而 HCV 进展为肝癌的平均时间为 20 年左右，较 HBV 感染后发展为肝癌的平均时间短。这也提示抗病毒治疗的迫切性和必要性。

(2)何时给予抗病毒药：急性丙型肝炎给予抗病毒药的时

机直到现在仍然有争论。从目前国外的资料看,似乎倾向于“等等看”的办法,也就是说,急性 HCV 感染有一定的自发清除率,不用任何治疗措施,在 2～3 个月可有 52%的病人自发性清除了体内的丙型肝炎病毒,更有报告说自发清除率达到 73.3%。对于这种病人不药而愈,岂不既免除了用药的痛苦和麻烦,也为病人省了钱?如果“等”了 2～3 个月,病人没有自发清除 HCV,再给予抗病毒药并不算晚,疗效与早期给药者相同,不会增加慢性化的发生率。但是,这种自发清除与病人感染的丙型肝炎病毒基因型、年龄、性别、感染途径等有关。HCV 基因 1 型、年龄较高、男性、通过输血而感染等情况,自发性清除率就较低。我国的丙型肝炎患者感染的丙型肝炎病毒多为基因 1 型,中老年人感染也常见,所以“等等看”的办法并不适合我国的实际情况。在我国,如果一个急性丙型肝炎病人被确诊,丙氨酸转氨酶升高了,尽管症状较轻,让他“等”2～3 个月是很不现实的。因此,一旦急性丙型肝炎诊断成立,就要及时给予抗病毒药物治疗。我国 2004 年制订的《丙型肝炎防治指南》也没说“等等看”。有人比较早期用药和“等”这两种做法,前者病毒清除率高,慢性化低。

(3)急性丙型肝炎应用抗病毒药:干扰素-α 治疗能显著降低急性丙型肝炎的慢性化率。因此,如检测到丙型肝炎病毒 RNA 阳性,即应开始抗病毒治疗。目前对急性丙型肝炎治疗尚无统一方案。

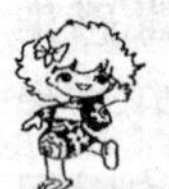

6. 丙型肝炎抗病毒治疗注意事项

(1)单纯的丙型肝炎病毒抗体(抗-HCV)呈阳性,而丙型肝

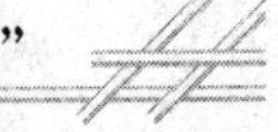

炎病毒核糖核酸呈阴性的丙型肝炎病毒携带者，若其 ALT 正常，则不需要进行抗病毒治疗，因为此时其体内的丙型肝炎病毒可能没有进行复制。

(2)接受抗病毒治疗的丙型肝炎病毒携带者，其丙型肝炎病毒核糖核酸必须呈阳性(若经 1 次检查其结果是丙型肝炎病毒核糖核酸呈阳性即可确定，但若经 1 次检查其结果是丙型肝炎病毒核糖核酸呈阴性，则并不能完全排除该患者有丙型肝炎病毒感染，所以还要进行复查)。

(3)丙型肝炎病毒携带者可做腹部 B 超检查，若发现有肝损伤，则可进行抗病毒治疗。

(4)丙型肝炎病毒携带者可做血清肝纤维化指标检查，在检查中如透明质酸(HA)、血清Ⅲ型前胶原肽(PCⅢ)、层黏素(LN)、Ⅲ型胶原(PⅢP)等指标增高则可进行抗病毒治疗。

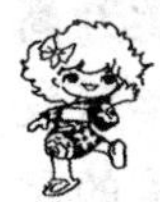

7. 干扰素治疗丙型肝炎

临床常用的是 α-干扰素，应用 α-干扰素可使丙型肝炎得到控制。一般用法是每次肌内注射干扰素 300 万单位，隔日 1 次，连续应用 6 个月，可使 50%左右患者丙氨酸转氨酶恢复正常，有许多人停药后复发，再次应用干扰素仍然有效。应用干扰素可出现一定的不良反应，主要为感冒样症状，如发热、头痛、肌肉酸痛等，在注射后 4～8 小时出现，持续数小时，肌注几次后上述症状可减轻消失。出现白细胞减少、血小板减少等严重不良反应时应减少干扰素用量或停药。但大多数患者能够耐受。

丙型肝炎病毒感染的主要途径是输血和应用血制品，因此对献血员必须进行抗丙型肝炎病毒抗体检测，用更先进的聚合酶链反应进行丙型肝炎病毒核糖核酸检测，凡呈阳性的，均不能献血。

与丙型肝炎患者密切接触时应防止体液相互接触如沾染患者的血液等，接受采血、注射或手术时医疗器械应严格消毒，有条件时用一次性医疗物品。

为了防止万一，丙型肝炎患者与家人最好分餐，专用一套碗、筷、脸盆、毛巾、牙刷、牙缸等，大便、排尿及时冲刷掉。夫妻双方有一人已患有丙型肝炎，性生活时要用安全套等。

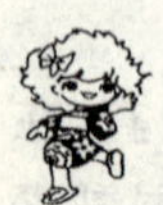

8. 慢性丙型肝炎需及时应用干扰素治疗

丙型肝炎是一种流行较为广泛的传染病，罪魁祸首是丙型肝炎病毒。我国感染 HCV 者占总人口的 3.2%，其中有 50%～70%的人肝功能有改变，丙氨酸转氨酶(ALT)持续升高或反复波动，成为慢性丙型肝炎患者，他们可能在约 20 年后发生肝硬化或肝癌。故此，丙型肝炎病毒感染后果最为严重的是中老年人。

急性丙型肝炎感染丙型肝炎病毒后，大约经过 50 天的潜伏期而后发病，有乏力、食欲缺乏、尿黄、恶心、呕吐、腹胀等症状，有的患者出现黄疸，肝区疼痛，经 1～2 个月，1/4 的患者呈现自限性经过而痊愈。约 3/4 的患者病程会迁延，或者间歇性反复发作，病程超过 6 个月，成为慢性丙型肝炎。专家们认为，对急性丙型肝炎必须给予抗病毒治疗，可以减少其慢性化发生。

一个人感染了丙型肝炎病毒后，50%～80%会成为慢性感染过程，其病情发展比较缓慢，症状也不明显，不化验肝功能很

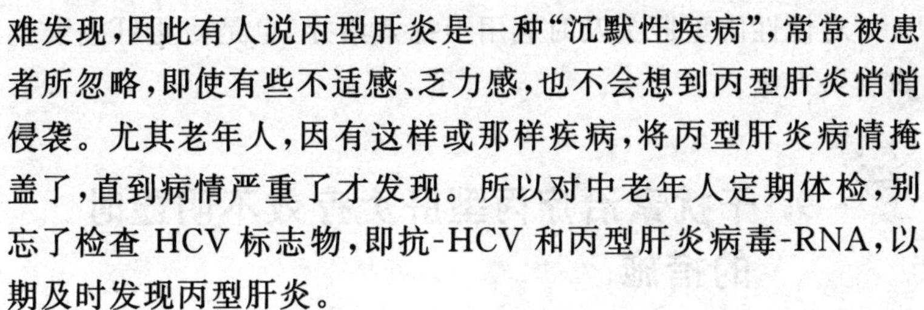

难发现，因此有人说丙型肝炎是一种“沉默性疾病”，常常被患者所忽略，即使有些不适感、乏力感，也不会想到丙型肝炎悄悄侵袭。尤其老年人，因有这样或那样疾病，将丙型肝炎病情掩盖了，直到病情严重了才发现。所以对中老年人定期体检，别忘了检查 HCV 标志物，即抗-HCV 和丙型肝炎病毒-RNA，以期及时发现丙型肝炎。

在感染丙型肝炎病毒的人群中，有很大一部分(30%～50%)肝功能一直是正常的，过去称他们是“无症状 HCV 携带者”，现在认为，他们中的一部分人也可能发展成为肝硬化，甚至肝癌，有人对这些人进行肝穿刺活检发现，其中 30%已是慢性肝炎改变。因此对这些人应当动态观察，如果丙型肝炎病毒-RNA 阳性就应给予抗病毒治疗，主要应用干扰素联合利巴韦林(病毒唑)。

慢性丙型肝炎如不治疗或治疗不当，多数要发展为肝硬化，最近国内学者观察，如因输血引起的丙型肝炎，进展为肝硬化的时间平均为 7～8 年，非输血引起的丙型肝炎，进展到肝硬化的时间 14 年左右。所以，丙型肝炎后肝硬化大多数已到中老年时期了。

慢性丙型肝炎患者在感染丙型肝炎病毒约 20 年后，有 1%～5%会发展为肝癌，而丙型肝炎后肝硬化患者每年有 1%～4%发生肝癌。有国内专家发现，从丙型肝炎病毒感染到肝硬化形成约为 16.1 年，到发生肝癌约为 21.2 年。近年国内又有人观察，丙型肝炎后肝硬化到肝癌发生为 3 年左右，绝大多数肝癌是在肝硬化基础上发生的(占 93%)，少数慢性丙型肝炎没有肝硬化也可能进展为肝癌(约 6%)。由此可见，感染 HCV 之后既要提高警惕性，又不要无端恐惧，并不是所有慢性 HCV 感染者都要走向肝癌，大多数没有癌变。

对慢性丙型肝炎及时应用干扰素治疗，也是防止肝癌发生的重要方法。

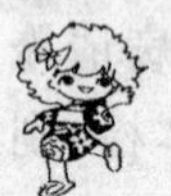

9. 干扰素治疗丙型肝炎疗效不明显时的措施

丙型肝炎进展比较慢，早年感染症状不明显，出现肝功能改变时已经到了老年期，所以丙型肝炎以老年患者多见。而老年患者对干扰素大多不够敏感，发生干扰素“不好使”现象并不少见。除了年龄因素外，还有几个重要原因使干扰素“不好使。”如身体肥胖可使干扰素治疗失败；混合感染其他病毒（乙型肝炎病毒是最常见的）也可使治疗失败。治好了丙型肝炎，乙型肝炎又加重了，再来治疗乙型肝炎，丙型肝炎又起来“闹事”，真是按下葫芦起来瓢。还有，患者到了肝硬化阶段时，对干扰素的反应也不好；有的患者不能耐受干扰素，或者治疗中出现明显的不良反应不能再治疗下去，只能停药；老年人大多数存在多种疾病，如糖尿病、严重的抑郁症、心脏病等都是干扰素的禁忌证。这些情况都可能使干扰素治疗失败或不能应用干扰素治疗。

因此，对干扰素治疗“不好使”的丙型肝炎患者，一定要先请医生寻找原因，如果没有禁忌证，可应用下面的方法继续治疗。

(1)延长疗程：丙型肝炎患者在用干扰素治疗时，其疗程大多为 4～6 个月。而这时结束治疗，患者并没有取得满意疗效。如果再延长 3～6 个月，也就是说，干扰素的疗程为 9～12 个月，患者有可能出现完满的应答。但如延长到 12 个月患者仍无应答，只能停止干扰素注射了。

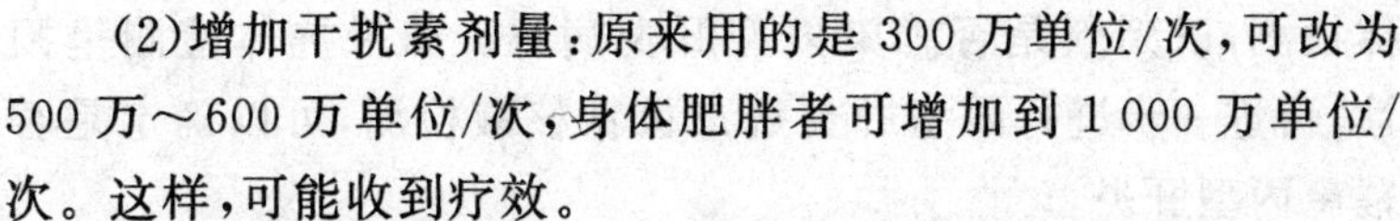

(2)增加干扰素剂量:原来用的是300万单位/次,可改为500万～600万单位/次,身体肥胖者可增加到1 000万单位/次。这样,可能收到疗效。

(3)联合应用利巴韦林(病毒唑)或胸腺肽:α_1干扰素联合病毒唑可使患者的应答率提高15%左右;而联用胸腺肽是为了刺激患者的免疫功能。老年患者的免疫功能都有不同程度的降低,干扰素联合胸腺肽可能提高疗效。

(4)改用长效干扰素:聚乙二醇化干扰素(PEG-IFNα),或者长效干扰素联合病毒唑,这是现代丙型肝炎治疗被推荐的最佳方案。如有条件,可首选这一联合治疗方案。与普通干扰素相比,治疗效果可提高20%以上。每周只注射1次即可,比较方便;其缺点是价格较贵。

(5)口服熊去氧胆酸:熊去氧胆酸可以改善肝脏功能,提高患者的免疫功能,如配合其他保肝药物,可收到更好的效果。它是否有抗丙型肝炎病毒的作用,目前没有定论。

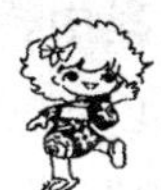

10. 利巴韦林治疗丙型肝炎不可或缺

在治疗慢性丙型肝炎时,聚乙二醇化干扰素与利巴韦林的联合治疗是全球公认的丙型肝炎标准治疗方案,利巴韦林对于丙型肝炎的治愈是必不可少的。

《中国丙型肝炎防治指南》推出后,医生和高危人群的诊断意识增强,从而使丙型肝炎的报告率增加:2007年,我国丙型肝炎发病的报告人数超过10万人,病例数比2006年上升了30.01%,在经血源及性传播途径传播的传染病中占第二位。

治疗丙型肝炎的主要目标是清除病毒,治愈疾病。慢性丙型肝炎的检测实行起来并不困难,对高危人群进行丙型肝炎抗体检测，以判断是否感染丙型肝炎病毒。如果抗体检测呈阳性，再进一步进行丙型肝炎病毒核糖核酸检测，可以确定是否罹患丙型肝炎。

有关专家均强调，及早进行治疗，规范用药，丙型肝炎是可以被治愈的。

随着丙型肝炎治疗方案的发展和优化，丙型肝炎治疗的疗效也愈来愈有效，聚乙二醇化干扰素 α-2a 联合利巴韦林治疗后，6～7 成患者可以获得病毒的有效清除。

当前美国、欧洲，以及我国的丙型肝炎防治指南均明确指出，聚乙二醇化干扰素与利巴韦林是治疗丙型肝炎的标准治疗方案。2007 年欧洲肝病年会上公布的研究数据进一步证明，聚乙二醇化干扰素 α-2a 治疗后获得持续病毒学应答（SVR）的丙型肝炎患者，停药后平均随访至 4.1 年，99％患者疗效持久。

规范用药，在治疗中保持利巴韦林的全程足量使用，是丙型肝炎治疗取得满意疗效的关键要素之一。在丙型肝炎治疗中，对患者要给予足够的利巴韦林起始剂量，而在治疗过程中，在考虑患者的耐受性下，应尽量维持利巴韦林足量用药。

同时，必须重视利巴韦林的起始剂量设定，《中国丙型肝炎防治指南》中推荐的是 1 000～1 200 毫克/日；还要重视因利巴韦林不良反应减量或者停药原则；重视对利巴韦林不良反应的药物干预。《中国丙型肝炎防治指南》指出，利巴韦林用药期间应密切监测血红蛋白（Hb）、红细胞计数和网织红细胞计数，根据 Hb 的下降情况，当降至≤100 克/升时应逐渐减量，减量幅度控制在150～300 毫克/次；Hb≤80 克/升时应停药，停药后 Hb 会很快恢复正常。我们并不建议过快减量利巴韦林，因为这会明显增加停药后的复发率，降低 SVR，无法达到理想的治疗效果。

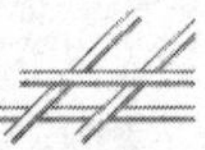

在丙型肝炎治疗方案中，利巴韦林是不可或缺的。利巴韦林的参与能够有效预防复发，提高疗效。

由于我国丙型肝炎患者多为基因1型，对当前的标准治疗方案往往没有基因2、3型的反应敏感，所以治疗方案一般采用48周或以上的较长期治疗。

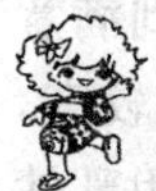

11. 丙型肝炎患者治疗用药注意事项

(1)不要放弃干扰素治疗：α-干扰素是目前治疗丙型肝炎惟一有效的药物，故希望丙型肝炎患者不要轻易放弃干扰素治疗。我们曾遇到数位丙型肝炎患者应用α-干扰素3～6个月没有反应，而应用到9个月时疗效明显，一直应用到12个月甚至更久，取得理想疗效。有人曾提出，应用干扰素6个月无效就要停用，这不一定准确，停用干扰素还能用什么？丙型肝炎进展缓慢，与乙型肝炎不同，干扰素治疗的疗程一定要充足。当然也可增加剂量，由300万单位/次增加到500万～600万单位/次。

(2)可改用复合干扰素：复合干扰素是应用基因重组技术，对干扰素各种业型进行重组而得到的非天然干扰素，它比原来的α-干扰素的抗丙型肝炎病毒作用至少大5倍，不良反应为轻到中度，与其他类型干扰素相似。丙型肝炎患者使用其他类型干扰素无效时，可改用复合干扰素，每次皮下注射9微克，每周3次，6～12个月为1个疗程。此药国内市场上有售，上海等地已应用于临床，效果较好。

(3)联合用药：目前推荐的方案是干扰素联合利巴韦林(病毒唑)，还可应用干扰素联合胸腺肽($T\alpha_1$)，后者每次1.6毫克，皮下注射，每周应用2～3次。新近研究，国产中药氧化苦参碱注射剂除有抗乙型肝炎病毒作用外，还有抗丙型肝炎病毒作用，有人应用于临床，每次 200 毫克肌内注射，每日 2 次，疗效很好，不逊于干扰素，可和干扰素联合应用治疗丙型肝炎。

(4)丙型肝炎治不好还要分析原因：一般如果丙型肝炎合并肝硬化、脂肪肝、糖尿病、心脏病、胆管感染、HIV 感染等，都难以治愈。此时对于合并症也应适当治疗，否则不会收到满意效果。还有研究发现，许多难治性丙型肝炎患者血清铁较高，肝细胞内含铁也多，影响疗效。有人给丙型肝炎患者应用乳铁蛋白，使其结合过多的铁，排出体外。乳铁蛋白是一种转铁蛋白，同时有免疫调节作用。

(5)治疗适应证问题也很重要：有的丙型肝炎病毒感染者不是治疗适应证患者，或者不是应用干扰素治疗的适应证患者。患者血清丙氨酸转氨酶(ALT，即原 GPT)水平正常者不是抗病毒治疗的适应证患者；无纤维化(F0 期)或轻微肝纤维化(F1 期)也不一定需要抗病毒治疗。肝硬化及肝功能失代偿患者通常不给予目前的抗病毒治疗，因为治疗无效。专家们建议，丙型肝炎的肝纤维化 F2 期和 F3 期是抗病毒(干扰素)治疗的最佳适应证，肝硬化早期可考虑抗病毒治疗。丙型肝炎病毒基因型与抗病毒治疗也有关系。所以，慢性丙型肝炎患者应争取进行肝活检和丙型肝炎病毒基因型及病毒载量的测定，为治疗提供可靠的依据。

(6)疗效判定不能完全以 ALT 为标准，主要应以丙型肝炎病毒核糖核酸(HCVRNA)来验证：如果 HCVRNA 转阴，说明治疗的效果好；如治疗结束，HCVRNA 仍为阴性，这叫“持续应答”，最理想。有的患者以抗-HCV 的阳性或阴性来判断干扰素疗效，这是不对的，抗-HCV 是抗体，当 HCVRNA 转阴后，抗-HCV 仍然可以阳性，可持续数年不消失。所以，丙型肝炎患

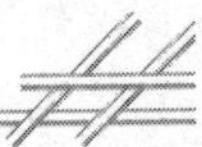

者在治疗前后一定要检测 HCVRNA,以准确判定干扰素的疗效,莫将有效当无效。

(三)丙型肝炎的中医治疗

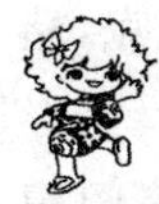

1. 丙型肝炎的中药治疗

中药治疗丙型肝炎的研究尚在探索之中,其分型与乙型肝炎大致相同,可分为湿热中阻、肝郁脾虚、肝肾阴虚、瘀血阻络、脾肾阳虚及证型不明六型。

由于丙型肝炎多经输血传播,易于慢性化,因此有人认为其病机特点是毒邪直入营血、毒邪易聚、肾虚者易感,据此主张治以活血解毒、疏肝化痰、补益肝肾、升举阳气为主。亦有主张以清肝、凉血、泄毒、扶正托邪、化瘀和络为主要治法者。中国中医研究院肝病治疗中心的肝病专家研制出的丙型肝炎康颗粒,其主要成分为:柴胡、黄芩、野菊花、苦参、黄芪等。具有和解少阳,舒肝理气和胃等作用。用于伤寒少阳症。证见寒热往来,胸胁苦满,不欲饮食,喜呕、口苦、咽干、目眩、热入血室,胸中烦躁,舌苔薄白、脉弦者。

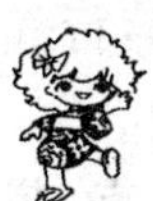

2. 中医辨证治疗丙型肝炎

(1)湿热内蕴

①热重于湿。身目俱黄,其色鲜明如橘子色,口干口苦,恶

心厌油，纳差，上腹胀满，大便秘结，排尿黄赤。舌质红，苔黄腻，脉弦滑而数。治法：清热利湿。

方药：茵陈蒿汤加味。茵陈40克，栀子12克，大黄（后下）9克，醋淬鳖甲9克，生石膏50克。

②湿重于热。身目俱黄，其色较鲜明，口淡或黏，恶心纳呆，胸脘痞满，倦怠乏力，便溏或黏滞不爽，排尿黄。舌质淡而润，苔白腻，脉弦滑。治法：利湿清热，健脾和中。

方药：茵陈五苓散。茵陈30克，茯苓20克，白术15克，猪苓20克，泽泻15克，桂枝6克，醋淬鳖甲9克。

(2)寒湿困脾：身目皆黄，其色较晦暗，呕逆纳少，脘闷腹胀，畏寒肢冷，身体困倦，大便稀溏，排尿色黄。舌质淡，苔白腻，脉濡缓或沉迟。治法：温阳散寒，健脾利湿。

方药：茵陈术附汤。茵陈20克，制附子9克，白术15克，干姜6克，茯苓15克，泽泻12克，甘草6克，醋淬鳖甲9克。

(3)热毒内陷：起病急骤，突然出现黄疸，脘腹胀满，心烦口渴，极度乏力，口有肝臭味，大便秘结，排尿黄赤，或伴高热，病情迅速恶化，神昏谵语，衄血。舌质红绛，苔黄腻或干燥，脉弦数或弦大。治法：清热解毒，凉血救阴。

方药：犀角地黄汤合黄连解毒汤。水牛角（先煎）30克，黄连15克，黄芩15克，黄柏12克，生地黄15克，赤芍15克，牡丹皮12克，醋淬鳖甲9克。

(4)肝郁气滞：右胁或两胁胀痛，痛无定处，胸闷腹胀，易急躁，时时太息。舌质略红，苔薄白，脉弦。治法：疏肝解郁，行气活血，解毒祛邪。

方药：逍遥散加味。柴胡12克，当归15克，白芍12克，茯苓15克，白术12克，香附12克，陈皮12克，郁金15克，丹参15克，醋淬鳖甲9克。

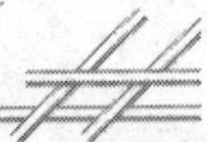

(5)肝郁脾虚:两胁胀痛,腹胀午后为甚,肢困乏力,食欲缺乏,大便稀溏。舌淡或暗红,苔薄白,脉沉弦。治法:疏肝解郁,健脾和中。

早晨:龙胆泻肝汤。

方药:龙胆草 10 克,栀子 12 克,黄芩 15 克,生地黄 12 克,车前子 15 克,木通 9 克,泽泻 12 克,当归 12 克,甘草 6 克,醋淬鳖甲 9 克。

晚上:补中益气汤。

方药:黄芪 25 克,白术 15 克,陈皮 12 克,升麻 15 克,柴胡 12 克,人参 15 克,甘草 9 克,当归 12 克,醋制鳖甲 9 克。

(6)气滞血瘀:两胁刺痛,痛有定处,胁下或有痞块,面色晦暗,赤缕红掌,肌肤甲错,妇女闭经或行经夹块,小腹疼痛。舌质紫暗或有淤斑,或舌下青筋怒张,脉弦涩。治法:行气化瘀。

方药:膈下逐瘀汤。桃仁 12 克,红花 9 克,五灵脂 12 克,延胡索 15 克,乌药 10 克,川芎 12 克,香附 12 克,当归 15 克,赤芍 12 克,牡丹皮 10 克,枳壳 12 克,甘草 6 克,醋淬鳖甲 9 克,大黄䗪虫丸 3 丸。

(7)肝肾阴虚:头昏目眩,两目干涩,咽干口燥,失眠多梦,右胁隐痛,腰膝酸软,手足心热,或伴低热。舌质红,少苔或无苔,脉弦细数。治法:滋补肝肾,养血活血。

方药:一贯煎去川楝子加枳实。生地黄 20 克,沙参 15 克,当归 15 克,枸杞子 15 克,麦门冬 15 克,醋淬鳖甲 9 克。

(8)脾肾阳虚:面色不华或晦暗,畏寒肢冷,食少腹胀,便溏或完谷不化,或五更泻,少腹腰膝冷痛,肢胀水肿,排尿清长或尿频。舌胖淡,有齿痕,苔白,脉沉细。治法:温补脾肾。

方药:附子理中丸合肾气丸。党参 13 克,白术 15 克,干姜 6 克,制附子 9 克,桂枝 6 克,熟地黄 12 克,山药 20 克,茯苓 15

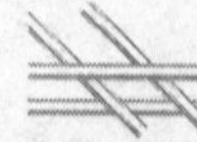

克，山茱萸 10 克，炙甘草 6 克，醋淬鳖甲 9 克。

(9)气阴两虚：头晕目眩，心悸气短，全身乏力，面色无华或㿠白，劳累后胁痛，口燥咽干，五心烦热，纳差腹胀，大便溏泄。舌质淡或红，苔薄白或无苔，脉沉细无力。治法：益气养阴。

方药：香砂六君子汤合生脉饮加减。党参 15 克，白术 12 克，茯苓 15 克，麦门冬 15 克，五味子 10 克，生地黄 15 克，枸杞子 15 克，炙甘草 6 克，木香 6 克，砂仁 12 克，醋淬鳖甲 9 克。

(10)痰湿热结：右胁胀闷不适或胀痛，身体虚胖无力，大便黏滞不畅，纳呆，口苦，尿黄。舌红苔白腻或黄腻，脉弦滑数。治法：化痰利湿泻热。

方药：蒿芩清胆汤加减。青蒿 20 克，黄芩 12 克，陈皮 15 克，半夏 15 克，竹茹 15 克，茯苓 20 克，枳壳 15 克，滑石 25 克，青黛 12 克，醋淬鳖甲 9 克，煅牡蛎 20 克。

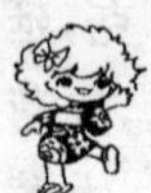

3. 治疗丙型肝炎的中药制剂

(1)水飞蓟素制剂：该品在国内外已有近半个世纪的上市史。临床研究证实，水飞蓟素对慢性肝炎患者有较好的保肝护肝作用，即使病人肝脏中 2/3 的肝细胞已被肝炎病毒破坏，只要坚持服用水飞蓟素仍能保证其余 1/3 肝细胞发挥正常功能。目前，我国已成为全球最大水飞蓟素生产国和出口国，水飞蓟素原料药年产量保持在 1 500 吨以上。

(2)甘草酸及其衍生物：日本医学研究人员早在 20 世纪 60～70年代发现，甘草酸对慢性肝炎患者具有很好的保肝护肝作用，并有降酶的功效。连云港东风制药厂（江苏正大天晴药业公司的前身）为首的医药企业全力攻关，终于开发出国内第一只甘草酸类抗肝炎药物“强力宁”（甘草酸苷），上市后获得极

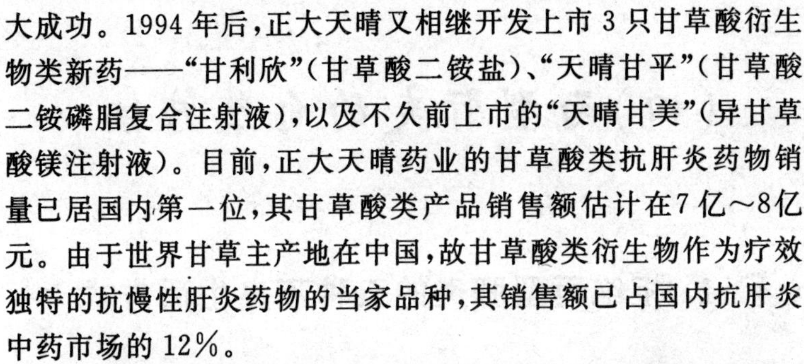

大成功。1994 年后，正大天晴又相继开发上市 3 只甘草酸衍生物类新药——“甘利欣”(甘草酸二铵盐)、“天晴甘平”(甘草酸二铵磷脂复合注射液)，以及不久前上市的“天晴甘美”(异甘草酸镁注射液)。目前，正大天晴药业的甘草酸类抗肝炎药物销量已居国内第一位，其甘草酸类产品销售额估计在7亿～8亿元。由于世界甘草主产地在中国，故甘草酸类衍生物作为疗效独特的抗慢性肝炎药物的当家品种，其销售额已占国内抗肝炎中药市场的 12%。

(3)氧化苦参碱：氧化苦参碱产品的上市历史还不到 10 年，但在临床已显示出强大的抗肝炎病毒效果，也是近几年来中国学者所发现的最佳天然抗病毒药物之一。据上海一些大医院所做的临床研究证实，使用氧化苦参碱治疗慢性乙型肝炎或丙型肝炎的疗效与进口 α-2b 干扰素不相上下，甚至略优于后者。

(4)溪黄草类：溪黄草是我国民间的习用抗肝炎草药，现国内已开发出 10 多种溪黄草制剂，但至今尚未有一种单一成分溪黄草制剂获得国家药品批文。国内已有企业利用溪黄草与白花蛇舌草、虎杖、丹参等加工成复方成药，用于治疗慢性乙型肝炎或丙型肝炎。

(5)真菌多糖类：最早上市的多糖类抗肝炎药物为香菇多糖。猪苓多糖也是一种很好的抗肝炎药物。研究人员认为，在多糖类物质中，以香菇多糖和猪苓多糖对肝炎病毒复制的阻滞作用最强，此外还有保肝护肝、降酶、增强免疫力、促进肝细胞再生等多重功效，因其对人体无不良反应而可长期使用。

(四)丙型肝炎的自然疗法

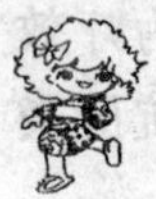

1. 拒绝丙型肝炎的五种不良生活方式

丙型肝炎是由丙型肝炎病毒引起的,它可通过直接接触受感染的血液传播。有许多不同的方式可感染丙型肝炎病毒,以下五种方式可以避免感染丙型肝炎病毒。

(1)禁止毒品:如果静脉注射毒品,不共享针头或其他工具。如果需要静脉注射或其他医疗用途,要使用无菌注射器。静脉注射与一半以上的新发丙型肝炎病例有关,不使用不洁的注射器是制止丙型肝炎扩散的最好的办法之一。

(2)不共用牙刷:牙刷可能受到血液的污染。口腔溃疡与牙龈出血的人,其牙刷很容易沾上血液。大多数的人不会与别人共用牙刷,但有些人却不在乎。给自己定一个规则吧:只用自己的牙刷。

(3)不共用剃刀:比起共用注射器,用自己的物品,像剃刀、牙刷、指甲剪可以降低感染风险。但是,只要存在血液,就有感染丙型肝炎的危险。如果你不想别人用你的剃刀,那把它藏起来吧。

(4)使用安全套:通常来说,性传播丙型肝炎的几率很低。但是当有多个性伴侣时,感染的机会随之增加。同样,感染艾滋病与其他性传播疾病的几率也会增加。所以为了自己的安全,最好使用安全套。

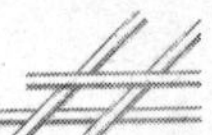

(5)去正规的地方文身:文身与穿洞并非感染丙型肝炎的高危活动。但是,如果使用的注射器或其他的仪器未正确消毒,同时感染疾病的人使用过,就很容易患上通过血液传播的疾病,如乙型肝炎、丙型肝炎或艾滋病。如果去文身应去正规的场所,并且确保所用的注射器是无菌的。

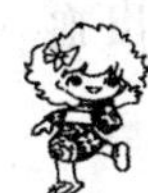

2. 丙型肝炎患者的生活提示

如果发现自己得了丙型肝炎,还应当通过改变不良生活方式和饮食习惯来保护肝脏,使之免受进一步的损害,包括:戒酒,因为酒精对肝刺激很大,会加速病情的发展;有规律地健身以增强体质;改善饮食,食用清淡、易消化、富营养的食品;保证足够的休息和睡眠,避免过度疲劳。

(1)保持良好的心态,应心情舒畅,有乐观、豁达的精神,有战胜疾病的坚强信心。不要恐惧肝病。只有这样,才能调动人的主观能动性,提高机体的免疫功能,加上某些提高机体免疫功能药物的应用,才有可能使丙型肝炎病毒 RNA 转阴,丙型肝炎表面抗体转阳。

(2)注意适当休息,勿过度劳累,掌握动静结合,休息好有利于疲劳的恢复,特别有利于肝脏营养的供给和肝细胞的修复;运动可以增强体力,增强抗病能力。两者相结合,对保护肝细胞、促进肝细胞再生、阻止肝细胞坏死及纤维化的形成,都具有积极意义。

(3)适当的营养供给,在如今的生活条件下,不宜过多强调高糖、高蛋白、高维生素及低脂肪饮食。但营养的搭配要平衡,荤素搭配,多吃蔬菜、水果、肉类、蛋奶类等,其摄入量依人的胖瘦来决定,严禁烟酒。

(4)定期复查肝功能及肝、胆、脾B超,乙、丙、庚等型肝炎易迁延、复发,定期复查肝功能,就能及时发现问题,将能得到妥善处理。

(5)家庭成员间不要共用牙刷、牙杯、剃须刀等卫生用具。女性经期卫生用品应该烧掉或用一般市售消毒剂浸泡2小时再扔掉,夫妻间性生活应使用安全套。如果某部位肌肤出血,应该用消毒剂擦干,不要污染他人用品。

(6)酒是肝病患者的大忌,一定要戒酒。

(7)避免有毒的化学物质,如少吃含色素和防腐剂过多的食品,不吃霉变的食物和已烂的姜。

(8)生病时谨慎使用有肝脏毒性的药物。

(9)注意生活检点,避免合并感染病菌病毒。

(10)如果未接种甲型、乙型肝炎疫苗,要及时接种,注意劳逸结合。

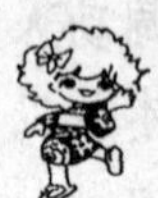

3. 丙型肝炎患者饮食宜、忌、少

饮食对于肝病患者非常重要,因为我们的所饮所食,都要经肝脏加工方能进一步代谢。因此,有必要掌握饮食上的“宜”、“忌”、“少”。

(1)宜“杂、淡”:“杂”是指饮食宜多样化,不要偏食。狂补蛋白质,狂补热能,都有损肝脏。健康的饮食要顾及到机体所需的“建筑材料”,包括蛋白质、必需脂肪酸及糖类等。蛋白质的来源主要是肉类,如鸡肉、鱼肉等,还有鸡蛋、奶制品、坚果类、豆类等。建议多食温和、松软、易消化的食物。“淡”,是指保持清淡,以蔬菜、水果、豆类、鱼类为主。蔬菜中以芹菜、黄瓜、番茄、甘蓝等为优,也可饮用一些水果汁,如柠檬汁、梨汁、

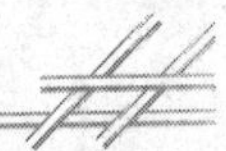

芒果汁和西瓜汁等。此外，全麦食品值得推荐，它们是B族维生素和锌等无机盐的重要来源。

(2)忌“酒”：酒是肝病患者之大忌。众所周知，酗酒者比一般人得肝病的可能性要大得多。不仅如此，那些在日常交际中饮酒较多的人也容易引起肝脏的损害。因此，丙型肝炎患者最好能忌酒。

(3)少“脂”：脂肪，并不像有些人所认识的那样一无是处，但不宜多。丙型肝炎患者应当将体重保持在正常范围以内，对黄油、奶酪及其他奶制品、食用油、肉类、坚果、甜点等含脂较高的食物少吃为好。

(4)少“糖”：肝病患者多有食欲缺乏，体内热能不足的表现。所以要吃糖，但也不宜多吃。过多吃糖，糖可以转变为脂肪而在体内堆积，久而久之会形成脂肪肝及肥胖，而且糖的一些代谢残渣，如丙酮酸、乳酸也会加重肝脏的负担，且容易引起胃肠胀气。建议丙型肝炎患者通过多吃一些水果来补充欠缺的糖分。

(5)少“铁”：丙型肝炎患者有时存在着铁的排出困难，而过多的铁对肝脏来说是非常有害的。有研究表明，体内铁的含量过高，会降低丙型肝炎患者对干扰素的反应能力。因此，对于血清中铁含量过高的丙型肝炎患者，不应再摄取铁的补充剂或含铁高的营养剂。除此之外，要限制含铁高的食物，如动物肝脏等，并避免使用铁制炊具。

(6)少“药”：药物同样也是肝脏所忌，因为肝脏是药物的过滤器、解毒器。一些处方药，包括中成药，都会产生不同程度的肝脏损害。因此，什么药该用，什么药不该用，一定要有专业医生的指导。尽可能少服非必要的药物，以免得不偿失，此即所谓“是药三分毒”。

(7)少“垃圾食物”:所谓“垃圾食物”,是指那些高脂、高糖、低维生素、高化学添加剂的人工食品。这些食品于健康有百害而无一益,故名“垃圾食物”。不仅肝病者不能吃,健康人也应当少吃为妙。避免有毒的化学物质损害肝脏,如少吃含色素和防腐剂过多的食品,不吃霉变和腐烂的食物。

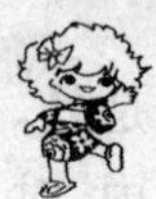

4. 饮酒会加重丙型肝炎病情

因为肝脏是酒精分解代谢的主要器官,酒精进入肝脏后经过肝脏代谢而解毒,当大量饮酒或长期大量饮酒后,解毒的工作负担超过了肝细胞的承受能力,毒物在肝脏蓄积,导致肝细胞变性或坏死。酒精一方面会直接损害肝脏,加重肝损坏,甚至导致肝硬化,另一方面,酒精可以直接影响药物的疗效

酒精和丙型肝炎病毒狼狈为奸,加重肝损害的发生。所以丙型肝炎患者应戒酒,以提高疗效,即使短时间内戒不掉也应减少饮酒量,并选用酒精含量低的葡萄酒、啤酒等。

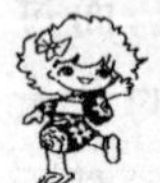

5. 丙型肝炎患者食疗方

(1)香菇猪肉:鲜香菇 200 克,鲜里脊肉 250 克,尖椒、洋葱各适量。鲜香菇洗净,切片,用开水焯烫备用。里脊肉切薄片,加蛋清淀粉糊搅拌均匀后,下开水中煮熟捞出。锅内加少许油,放入葱、姜、蒜片煸炒一下,将尖椒、洋葱块放进锅中,翻炒几下,随即加入香菇、肉片及少许鸡汤续炒。加酱油、食盐、鸡精调味,放淀粉汁勾芡即可。具有滋阴润燥,益气和血,平肝解毒功效。

(2)鸡蛋黄花炒猪肉:鸡蛋 3 个,黄花菜 100 克,猪里脊肉

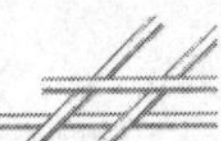

150 克。黄花菜洗净，去根；鸡蛋炒熟备用。里脊肉切丝，用开水氽烫至熟。锅内加少许油，将葱花、姜片煸炒一下，再加入少许鸡汤。将鸡蛋、肉丝、黄花菜放入锅中，加食盐、鸡精调味后，翻炒片刻即可出锅。具有滋补肝肾，养血平肝，补虚益精功效。

(3)糖醋青鱼片：青鱼半条，香菇 150 克，玉兰片 150 克，油菜 150 克。青鱼去除皮和骨头，切成小片备用；香菇、玉兰片、油菜用开水焯烫备用。用少许食盐、胡椒粉、鸡精将鱼片腌渍入味后上锅煎熟。锅中入番茄酱、糖、醋、食盐调味后，将番茄酱煮开并勾芡。将鱼片、香菇、玉兰片依序摆好，并将调好的番茄酱汁浇在上面。盘边摆油菜即可。具有补气化湿，散淤解毒，开胃益肝功效。

(4)猪肝烧豆腐：猪肝 200 克，豆腐 300 克，胡萝卜 100 克。猪肝煮八成熟后备用；豆腐和胡萝卜用开水烫熟。猪肝和胡萝卜切薄片；豆腐切厚片。锅中加少许油，下葱花、姜末、蒜片煸炒一下，爆出香味。将猪肝、豆腐、胡萝卜下锅，加少许鸡汤、食盐、鸡精、酱油调味，最后用淀粉勾芡即可。具有以脏补脏，清肝热，滋补肝肾功效。

(5)红枣枸杞牛筋汤：大枣 4 个，枸杞子 100 克，牛筋 150 克。将牛筋煮熟切片备用。沙锅中放入鸡汤、大枣、枸杞子、牛筋同煮 30 分钟。汤中加食盐、鸡精及少许胡椒粉调味即可。具有补肝肾，强筋骨，补气血功效。

(6)桑葚粥：桑葚 30 克(鲜桑葚 60 克)，糯米 60 克，冰糖适量。将桑葚洗干净，与糯米同煮，待煮熟后加入冰糖。该粥可以滋补肝阴，养血明目。适用于肝肾亏虚引起的头晕眼花、失眠多梦、腰酸、须发早白等症。

(7)枸杞粥：枸杞子 30 克，大米 60 克。先将大米煮成半熟，然后加入枸杞子，煮熟即可食用。特别适合那些经常头晕目涩、耳鸣、腰膝酸软等症患者。肝炎患者服用枸杞粥，则有保肝护肝、促进肝细胞再生的良效。

(8)猪肝绿豆粥：新鲜猪肝 100 克，绿豆 60 克，大米 100 克，食盐、味精各适量。先将绿豆、大米洗净同煮，大火煮沸后再改用小火慢熬，煮至八成熟之后，再将切成片或条状的猪肝放入锅中同煮，熟后再加调味品。此粥补肝养血，清热明目，美容润肤，可使人容光焕发，特别适合那些面色蜡黄、视力减退、视物模糊的体弱者。

(9)梅花粥：取白梅花 5 克，粳米 80 克，先将粳米煮成粥，再加入白梅花，煮沸 2～3 分钟，每餐吃一碗，可连续吃 3～5 天。梅花性平，能疏肝理气，激发食欲。食欲缺乏者食用效果颇佳，健康者食用则精力倍增。

(10)决明子粥：决明子 10 克，大米 60 克，冰糖少许。先将决明子加水煎煮取汁适量，然后用其汁和大米同煮，成粥后加入冰糖即成。该粥清肝、明目、通便，对于目赤红肿、畏光多泪等症效果明显。

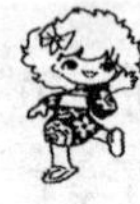

6. 丙型肝炎患者要调节好情绪

一般人得了丙型肝炎会有一些特定的思想情绪。以下这些反应不一定按顺序发生，却可能在某个阶段在患者身上发生。但这些情绪一定要克服。

(1)可能发生的情绪

①震惊和否定。可能会感到麻木，还是像平常没事那样生活着。这种最初的麻木可以帮助患者，但会发展成为一个问题，如果继续不照顾好自己(例如喝酒，而不是戒酒和看医生)。

②精神崩溃。当得知自己的健康有了问题后，精神可能会

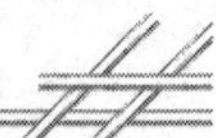

崩溃。

③孤独。可能会因为自己不被了解而把自己孤立起来。

④病倒。患者的身体可能会因为新的压力而垮下来。

⑤惊恐。可能不再像以前一样，或者会想“我该怎么办呢?”如果不理它，惊恐也会过去。

⑥自责。患者不知道到底是谁或者是什么令自己感染上丙型肝炎，因此可能会自责。这会引致罪恶感或者甚至对自己恼火。

⑦沮丧。突如其来地感到孤独、受伤和悲伤。

⑧愤怒。由于对自己的感染感到不公平，愤怒会直指护理人员，与自己亲近的人和上帝。

⑨很难适应新的情况。可能会抵制不同于过去生活的变化，因此可能会不愿意尝试分析自己的思想与感情。

⑩希望。最终重新站起来。

⑪接受现实。当经历过忧伤后，患者会对生活有种新看法，重新建立自己的生活。患者可以适应各种限制，设定新的目标，并且学会过好新的生活。

(2)如何调节

①正视自己的感觉。不要总是认定坏的感觉，也不要逃避现实。患者的感觉是很正常的，有权利感到这样那样。这些感觉最终会让患者的情绪恢复正常。

②认识自己的感觉。有时候一种情绪会掩盖其他的情绪。例如，悲伤可能会掩盖愤怒；焦虑可能会引致兴奋。承认自己“我是愤怒的”或者“我是害怕的”，是控制好自己情绪的一个重要步骤。

③弄清引发自己感觉的因素。是什么令你感到这样？是某些人，某些情况还是某些周年纪念日，导致你有这样那样的

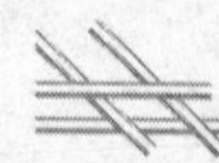

感觉？

④勇于表达自己的感觉，释放自己的感觉。患者可能担心因此疏远朋友和家人，但积压的感觉会愈演愈烈。例如，储积太多的愤怒就会演变成为极度的痛苦。患者可以通过建设性的方式来表达自己的感觉，而不会伤害到其他人。例如哭，与别人倾诉或者写日记。

⑤尽量生活得积极些。做自己喜欢做的活动，可以减去害怕、沮丧和担心

⑥从其他人或事投入自己的爱与精神。

⑦奖励自己。给自己一些可以令人愉快的东西。每天最少腾出 15 分钟享受自己喜欢的东西。

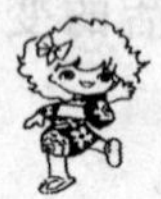

7. 丙型肝炎患者的自我护理

(1)禁绝酒类饮品：饮酒越多，肝损伤越重，甚至导致肝硬化和其他如肝癌在内的并发症；酒精会减弱免疫系统的功能，提高病毒水平，免疫力低下易导致病毒攻击肝脏；对有些人来说，禁酒是患乙型肝炎以后最难克服的。患者认为饮酒是社交和放松的需要，如果自己的朋友、家人、同事也喝酒的话，戒酒就更加困难。为了自己的健康考虑，可以要求家人和朋友不要在您面前饮酒。

(2)保持有益肝脏的健康饮食：虽然营养不良很少会引起肝脏病变，但均衡的饮食习惯能保证机体良好的营养供给，有利于帮助受损肝细胞再生，生成新的肝脏细胞。因此，营养也是慢性肝炎治疗中非常重要的组成部分。

(3)体育锻炼：虽然锻炼不会清除病毒，但能使患者一直保持健康，锻炼好处很多，包括增强免疫力，有助于防止或减缓肝

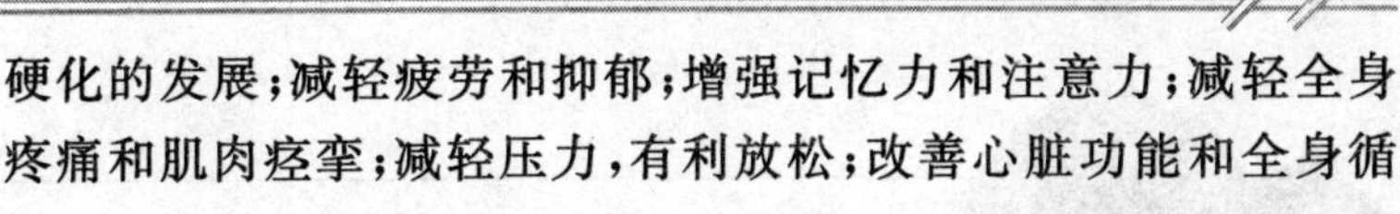

硬化的发展;减轻疲劳和抑郁;增强记忆力和注意力;减轻全身疼痛和肌肉痉挛;减轻压力,有利放松;改善心脏功能和全身循环。

体育锻炼注意事项:散散步、游泳、打太极拳、修炼瑜伽等比较适合;锻炼前,征询医生这样的项目是否适合;开始时要缓,根据患者每天的感觉作出调整;过度锻炼或是强制锻炼都会削弱免疫力。

(4)日常生活注意

①保持健康体重,减少高血压、心脏病、中风及某些癌症和糖尿病的危险。

②大量饮水。整天要饮水,保持身体不缺水。

③出现任何病情变化要及时通知医生。

④使用保肝、降酶药或保健品之前要征得医生的同意。

⑤切莫擅自更改治疗方案,擅自停药。

⑥正确处理治疗的不良反应,坚持完成整个治疗疗程对于疗效最大化至关重要。

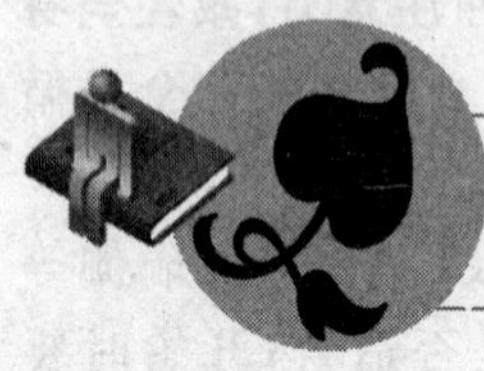

五、丁型肝炎的“三联疗法”

(一)丁型肝炎的概念及治疗原则

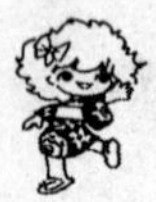

1. 丁型肝炎的概念

丁型肝炎病毒(HDV)是一种缺陷病毒,需要在乙型肝炎病毒(HBV)辅助下才能复制,所以丁型肝炎要在感染乙型肝炎的基础上才能感染。

临床上可表现为乙型肝炎病毒和丁型肝炎病毒同时感染或重叠感染(先感染乙型肝炎,后感染丁型肝炎),可呈急性或慢性病程,在乙型肝炎基础上感染丁型肝炎,往往导致病情加重,易发展为肝硬化。因为丁型肝炎也是通过血液传播,而且乙型肝炎疫苗也能预防丁型肝炎,所以预防措施同乙型肝炎一样。

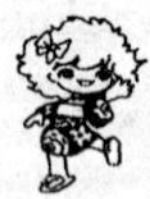

2. 丁型肝炎的主要传染源及传播方式

丁型肝炎的主要传染源,无疑是丁型肝炎的慢性患者和丁

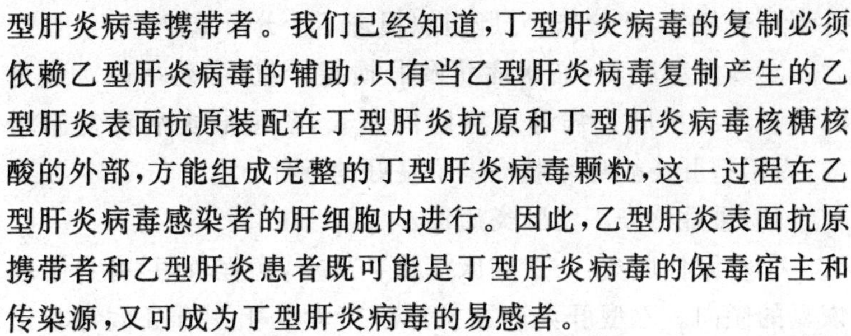

型肝炎病毒携带者。我们已经知道，丁型肝炎病毒的复制必须依赖乙型肝炎病毒的辅助，只有当乙型肝炎病毒复制产生的乙型肝炎表面抗原装配在丁型肝炎抗原和丁型肝炎病毒核糖核酸的外部，方能组成完整的丁型肝炎病毒颗粒，这一过程在乙型肝炎病毒感染者的肝细胞内进行。因此，乙型肝炎表面抗原携带者和乙型肝炎患者既可能是丁型肝炎病毒的保毒宿主和传染源，又可成为丁型肝炎病毒的易感者。

丁型肝炎的传播途径尚不清楚，因为毕竟丁型肝炎的感染人数少，故丁型肝炎的知识也不是那么普及，其实丁型肝炎病毒与乙型肝炎病毒的传播方式相似。

(1)输血：通过输入带有丁型肝炎病毒的血液和血制品，使用污染了丁型肝炎病毒的注射器和针头。

(2)体液分泌物：日常生活中密切接触含有丁型肝炎病毒的体液或分泌物，通过破损的皮肤、黏膜感染，甚至可通过蚊虫叮咬等方式进入易感者血液。

(3)性接触：可能是异性恋、同性恋，以及家庭配偶中丁型肝炎病毒传播的重要方式。

(4)母婴传播：乙型肝炎表面抗原和丁型肝炎抗体阳性的母亲，其乙型肝炎 e-抗原阳性者可直接将丁型肝炎病毒传播给新生儿，表明丁型肝炎病毒围产期传播仅在乙型肝炎病毒活跃复制的条件下才有可能。

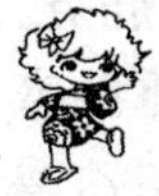

3. 丁型肝炎的临床表现

(1)丁型肝炎病毒与乙型肝炎病毒同时感染，将可能出现下列两种情形。

①急性丁型肝炎病毒相关肝炎：其临床及生化特点与单纯

乙型肝炎相似，症状较轻，肝组织损害不十分严重。

②暴发型肝炎：临床症状及肝损害严重，病死率高。这是因为急性乙型肝炎病毒血症时间延长，乙型肝炎病毒复制增多，为丁型肝炎病毒复制提供了良好的条件。

(2)重叠感染丁型肝炎病毒。

①自限性肝炎：一般临床症状不严重，病程较短，有自限和恢复的倾向。乙型肝炎表面抗原携带者是丁型肝炎病毒攻击的目标。

②慢性进行性丁型肝炎：即为慢性乙型肝炎恶化或无症状的乙型肝炎病毒携带者演变为进行性活动性肝炎，病情严重，呈进行性发展。可发展为肝硬化，预后差。

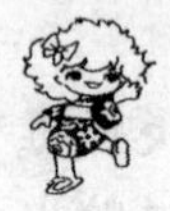

4. 丁型肝炎病毒与乙型肝炎病毒联合感染的临床表现

(1)病史长，反复发作：慢性乙型肝炎患者肝功能反复异常、肝炎症状不能缓解的原因之一是丁型肝炎病毒的感染。有人对 10 例丁型肝炎抗原阳性的慢性乙型肝炎患者进行了观察，其中 9 例有反复肝炎发作史，肝功能反复异常，肝炎症状不能缓解，有些患者在 2 年内因丙氨酸转氨酶升高及黄疸住院5～6次。

(2)病情重，呈进行性加重：混合感染常常导致重型肝炎。丁型肝炎病毒感染者中，重型或致死性肝炎发生率高。重叠感染常引起进行性肝炎。有人在研究中发现，95％的丁型与乙型肝炎重叠感染者演变为慢性肝炎。

(3)易致乙型肝炎病毒携带者发病：重叠感染又是乙型肝炎病毒携带者肝炎发作的主要病因。

(4)多数急性或慢性丁型肝炎病毒和乙型肝炎病毒感染病例中,可检出乙型肝炎表面抗原,但有些患者可能阴性,因此乙型肝炎核心抗体免疫球蛋白 M 可能是某些丁型肝炎病毒联合感染病例惟一的乙型肝炎病毒感染标志。

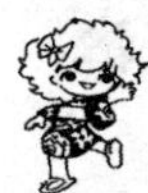

5. 丁型肝炎病毒感染对乙型肝炎的影响

过去的研究认为,丁型肝炎病毒感染对乙型肝炎,特别是重型乙型肝炎的发生和发展有加重加速的作用,但有的资料表明,丁型肝炎病毒感染后,对乙型肝炎病毒的复制与表达可能有抑制作用。主要表现在以下几个方面:

(1)丁型肝炎抗原阳性者,血清乙型肝炎病毒脱氧核糖核酸减少甚至消失,而丁型肝炎抗体阳性及丁型肝炎抗原阴转后乙型肝炎病毒脱氧核糖核酸又可升到原水平。

(2)丁型肝炎抗原阳性者的血清或肝内乙型肝炎表面抗原减少。

(3)丁型肝炎病毒感染后肝内乙型肝炎病毒核心抗原减少,血清乙型肝炎 e 抗原阴转,乙型肝炎 e 抗体阳性。

因此,有人认为丁型肝炎病毒感染后对乙型肝炎病毒复制及表达的抑制作用,可能是丁型肝炎病毒与乙型肝炎病毒复制过程中竞争同一蛋白质或核酸系统,这种抑制通常不完全也不持久,也可能是病毒间的干扰所致。

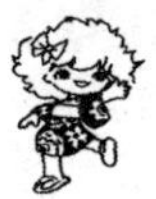

6. 丁型肝炎的检查项目

对丁型肝炎检查一般是检测血清中丁型肝炎病毒抗原(HDAg)和丁型肝炎病毒抗体(抗-HD),目前多采用酶联免疫

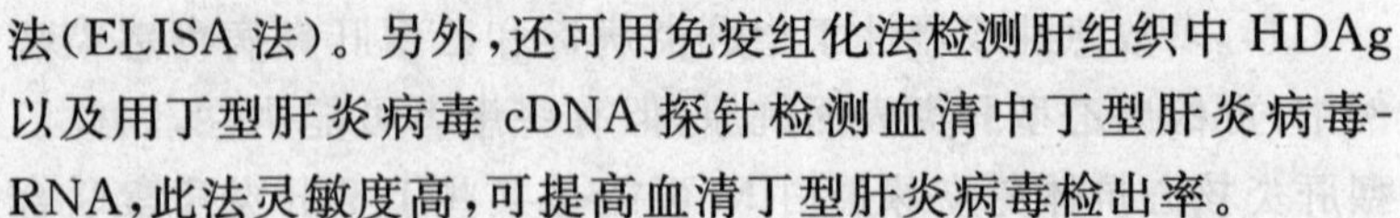

法(ELISA法)。另外,还可用免疫组化法检测肝组织中HDAg以及用丁型肝炎病毒cDNA探针检测血清中丁型肝炎病毒-RNA,此法灵敏度高,可提高血清丁型肝炎病毒检出率。

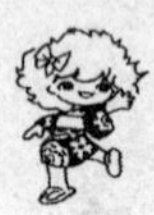

7. 丁型肝炎患者与无症状乙型肝炎病毒携带者

潜伏期为4～20周,人感染丁型肝炎病毒后,可表现为两种临床类型,即乙型肝炎病毒/丁型肝炎病毒联合感染或重叠感染。联合感染是指同时感染乙型肝炎病毒和丁型肝炎病毒两种肝炎病毒,临床表现类似乙型肝炎病毒感染所致的急性肝炎,血清丙氨酸转氨酶有两次升高 ,分别代表乙型肝炎病毒感染和丁型肝炎病毒感染,该型患者很少转为慢性,但约10%的联合感染者表现为重型或暴发性肝炎。重叠感染指乙型肝炎病毒携带者或慢性乙型肝炎患者在原有乙型肝炎病毒感染的基础上 ,再感染了丁型肝炎病毒,致使慢性肝炎病情加重。

急性丁型肝炎中重叠感染较多见,一般可占80%,原来是乙型肝炎病毒无症状携带者若再感染丁型肝炎病毒,临床上可表现为典型的急性肝炎,约有20%发展为重症和暴发肝炎 ,80%～90%的重叠感染者发展为慢性肝炎。

部分丁型肝炎感染者无任何临床表现,仅是丁型肝炎病毒/乙型肝炎病毒携带状态,它们可成为丁型肝炎病毒感染最重要的传染源。

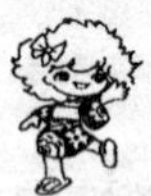

8. 丁型肝炎病毒感染的预防

丁型肝炎是可以预防的。一般采取以下几种手段来防治。

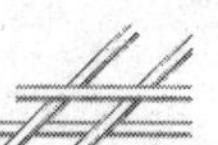

（1）积极防治乙型肝炎。开展乙型肝炎的治疗和预防接种乙型肝炎疫苗，经研究证实对乙型肝炎免疫的个体可以防止丁型肝炎病毒的感染，因而乙型肝炎疫苗的接种可有效预防乙型肝炎病毒的感染和随之发生的乙型肝炎和丁型肝炎病毒的混合感染。防止丁型肝炎病毒在乙型肝炎表面抗原携带者中间的传播，应保护皮肤、黏膜免受损伤，避免不必要的针刺文身，并应注意清洁卫生，防止蚊虫的孳生和叮咬。

（2）丁型肝炎抗体阳性的孕妇，所有乙型肝炎 e 抗原或乙型肝炎 e 抗体阳性母亲所生婴儿，都应接种乙型肝炎疫苗，以防止丁型肝炎的母婴垂直传播。

（3）做好供血者的安全筛选检测，严格控制使用血液制品。

（4）防止性传播。丁型肝炎病毒感染率在性乱者中较高。目前亦已肯定丁型肝炎属于性传播性疾病。因此，预防和杜绝性乱，积极防治性病亦是预防丁型肝炎的措施之一。

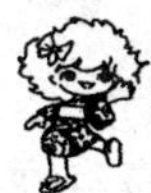

9. 丁型肝炎患者治疗原则

丁型肝炎病毒多在乙型肝炎病毒感染的基础上以重叠感染的形式与乙型肝炎病毒共存。丁型肝炎是由丁型肝炎病毒与乙型肝炎病毒 DNA 病毒一块引发的传染病。大都通过输血和血制品传播，与乙型肝炎的传播途径相似。丁型肝炎病毒与乙型肝炎病毒重叠感染后，可促使肝损害加剧，并易发展为慢性活动性肝炎、肝硬化和重型肝炎。故积极控制丁型病毒感染有重要意义。

具体的一般保肝治疗、抗病毒治疗、免疫调节治疗与乙型肝炎相同。

对丁型肝炎病毒感染还没有有效的治疗办法，关键决定于预防。临床以护肝对症下药为主。抗病毒药物如干扰素等主要是干扰乙型肝炎病毒-DNA 的合成，对丁型肝炎病毒-RNA 的合成无抑制作用。若 HBV 拷贝减小，可使丁型肝炎病毒-RNA 合成大增。用免疫调节剂也未见好转。

与乙型肝炎类似，急性肝炎在合理的餐饮和休息基础上一般予以对症支持治疗。慢性肝炎除了通常保肝治疗外，还应加用抗病毒，免疫调节治疗。

（二）丁型肝炎的西药治疗

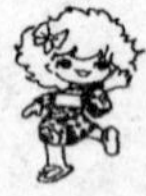

1. 治疗丁型肝炎的主要药物

丁型肝炎病毒不能单独感染肝细胞，必须有乙型肝病毒存在才能够致病，或者说丁型肝炎病毒需要依赖乙型肝炎病毒才能引起丁型肝炎。由于丁型肝炎病毒和乙型肝炎病毒的特殊关系，决定了丁型肝炎和乙型肝炎在许多方面的相同性。丁型肝炎的一般支持疗法及中西医药物综合治疗与乙型肝炎相同，一些回顾性资料已证明肾上腺糖皮质激素治疗似无效。目前尚缺乏特效治疗药物，干扰素-α(IFN-α)及磷酸羧基甲酸钠还比较有效。

IFN-α 300 万，每周 3 次，共 12 周，可使 66％的患者血清中丁型肝炎病毒核糖核酸消失，同时使血清丙氨酸转氨酶下降。一旦中断治疗，疾病呈复发倾向，病毒可再度复制。因此，为控制丁型肝炎的加重和进行性慢性病例，可能需要长期持久的应

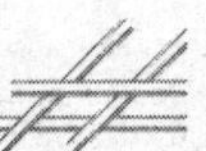

用IFN-2治疗，但对干扰素治疗2～3个月生化上仍无反应的患者，必须立即停用，采用中西医综合治疗为宜。

磷酸羧基甲酸钠简称磷甲酸，是一种对转录酶有效的抑制剂，广谱抗病毒。已有用该药治疗丁型肝炎和乙型肝炎合并引起暴发型肝炎获得成功的报道。临床上有条件者可试用。

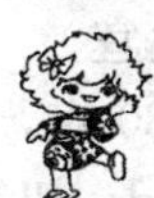

2. 丁型肝炎合并乙型肝炎能用拉米夫定

丁型肝炎病毒是一种缺陷病毒，它自己并不能侵入人体，必须和乙型肝炎病毒同时或者在乙型肝炎病毒感染后才能侵入人体，因为它需要借助乙型肝炎病毒的外壳才能使自己完成复制过程。在乙型肝炎患者中，2%～22%感染了丁型肝炎病毒，它可助桀为虐，乙型肝炎患者再感染了丁型肝炎病毒，病情可能加重，甚至演变为重型肝炎，病死率非常高，这一类患者一定要提高警惕。治疗上也是比较困难的，在医生指导下可采取如下方案，干扰素加拉米夫定；干扰素加氧化苦参碱加胸腺肽a_1；干扰素加胸腺肽a_1等。在临床上还发现，乙型肝炎病毒和丁型肝炎病毒混合感染的病毒携带者，他们并没有发病，这时也不用害怕，密切观察，定期复查就可以了。不必应用任何抗病毒药治疗。

（三）丁型肝炎的中医治疗

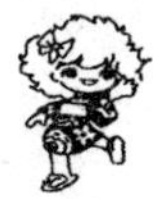

1. 丁型肝炎患者的普通药膳治疗

(1)板蓝根煨大枣：板蓝根30克，大枣20枚。先将板蓝根洗净，切片后放入纱布袋，扎口，与洗净的大枣，同入沙锅，加水浸泡片刻，中火煨煮30分钟，取出药袋，即成。早晚2次分服。本食疗方适用于各型病毒性肝炎。

(2)云芝粉：云芝1 000克。将干云芝微烘后，研成细末，装入密封防潮的瓶中，备用。每次15克，每日2次，用蜂蜜(蜂蜜食品)水送服。本食疗方对肝脾不调型病毒性肝炎尤为适宜。

(3)香附陈皮茯苓茶：炒香附10克，陈皮10克，茯苓30克，山楂20克，红糖20克。将陈皮、茯苓洗净后，晒干或烘干，切碎，研成细末，备用。炒香附、山楂洗净，切成片，放入纱布袋中，扎口，放入沙锅，加水浸泡片刻，先用大火煮沸。调入陈皮、茯苓粉末，搅和均匀，改用小火煨煮30分钟，取出药袋，调入红糖，小火煨煮至沸即成。代茶，频频饮用。本食疗方对肝脾不调型病毒性肝炎尤为适宜。

(4)枸杞当归煲鹌鹑蛋：枸杞子30克，当归30克，鹌鹑蛋10个。将当归洗净，切片，与拣净的枸杞子、鹌鹑蛋同入沙锅，加水适量，煨煮30分钟，取出鹌鹑蛋，去壳后再回入锅中，小火同煨煲10分钟，即成。早晚2次分服，当日吃完。本食疗方对肝阴不足型病毒性肝炎尤为适宜。

(5)首乌枸杞肝片：制何首乌20克，枸杞子20克，猪肝100克。先将制何首乌、枸杞子洗净，放入沙锅，加水浸泡片刻，浓煎2次，每次40分钟，合并2次煎液，回入沙锅，小火浓缩成50毫升，配以水发木耳、嫩青菜、葱花、蒜片，加适量料酒、酱油(油食品)、姜末、精盐、味精、香醋、水淀粉，将猪肝(切片)熘炒成首乌枸杞肝片。佐餐当菜，当日吃完。本食疗方对肝阴不足型病毒性肝炎尤为适宜。

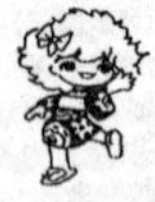

2. 丁型肝炎患者的分型药膳治疗

(1)湿浊内阻型：患者诉口淡、腹胀、水肿、困乏、舌苔白腻，

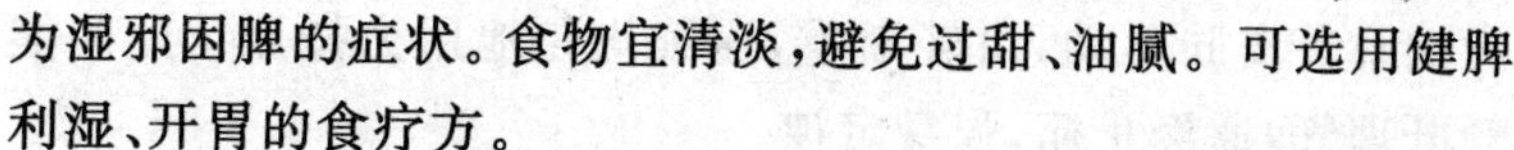

为湿邪困脾的症状。食物宜清淡，避免过甜、油腻。可选用健脾利湿、开胃的食疗方。

①白术蒸鳜鱼：鳜鱼 250～500 克，白术 15 克，生姜、葱少许，火腿肉 15 克，香菇 15 克，调料等。旺火蒸 15 分钟。

②鲫鱼汤：鲫鱼 500 克，陈皮 10 克，砂仁 3 克，荜茇 10 克。将药材装入纱布袋内，将纱布袋、葱、姜放入鱼腹内，葱油将鱼略煎熟，加水煮沸待汤呈乳白色即可，分 2～3 次食用。

(2)肝肾阴亏型：患者手足心热、盗汗、头昏目涩、腰膝酸软、舌红苔少，宜选用养阴补益肝肾的食疗方。

①枸杞蒸全鸡：母鸡约 1 000 克，枸杞子 30 克，调料少许。枸杞子放入鸡腹内加调料后隔水炖 2 小时，分 2～3 次食用。

②杞子冬麦蛋丁：枸杞子10 克，猪瘦肉30 克，蛋5 个，麦门冬 10 克。肉剁碎，蛋打碎，搅匀，蒸熟后切成粒。将肉、枸杞子、麦门冬、蛋粒一起炒匀即可。

(3)肝郁脾虚型：患者诉恶心嗳气、食欲缺乏、肝区胀痛、大便溏薄，宜用疏肝健脾类食疗方。

①陈皮鸭：鸭 1 只，陈皮 10 克，淮山药 10 克，调料少许。将鸭煮熟后，加入调料、陈皮丝、淮山药再煮 15 分钟即可，分2～4次食。

②梅花粥、玫瑰粥、薏苡仁大枣粥：将米加水及适量白糖煮成略稠时，加入梅花或玫瑰或薏苡仁、大枣熬成各式稠粥时即可食用。

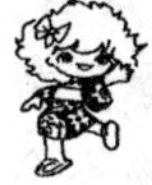

3. 慢性丁型肝炎的自我推拿治疗

(1)肝大、疼痛推拿法

①按压足三里穴。以拇指或食指端部按压双侧足三里穴。

指端附着皮肤不动，由轻渐重，连续均匀地用力按压。此法能舒肝理气，通经止痛，强身定神。

②揉肝炎穴。下肢膝关节屈曲外展，拇指伸直，其余四指紧握踝部助力，拇指指腹于内踝上 2 寸之“肝炎穴”处进行圆形揉动。此法可疏经活络，补虚泻实，行气止痛。

(2)低热推拿法

①捏大椎穴。坐位，头略前倾，拇指和食指相对用力，捏起大椎穴处皮肤，做间断捏揉动作。此法能疏通经络、祛风散寒，扶正祛邪。

②掐内、外关穴。以一手拇、食指相对分别按压内关、外关穴位，用力均匀，持续 5 分钟，使局部有酸重感，有时可向指端放射。此法能通经脉，调气血，气血调则低热止。

(四)丁型肝炎的自然疗法

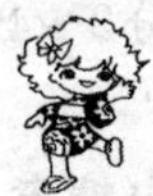

1. 自然疗法的措施

养肝必需的蛋白质和糖类等营养，主要从饮食中获得。因此易消化的高蛋白食物，如鱼、蛋、奶制品、动物肝脏、豆制品等，适当摄入糖类都对肝脏的保健有好处；肝脏对于维生素 K、维生素 A、维生素 C 的需要量比较大，因此天然新鲜的绿色蔬菜和水果等富含维生素的食物的摄取是必要的，这些食物不会增加肝脏负担，又富含抗氧化物，对肝细胞的修补有很大帮助。

辛辣、刺激的食物是引起肝火的重要原因之一，不可过量

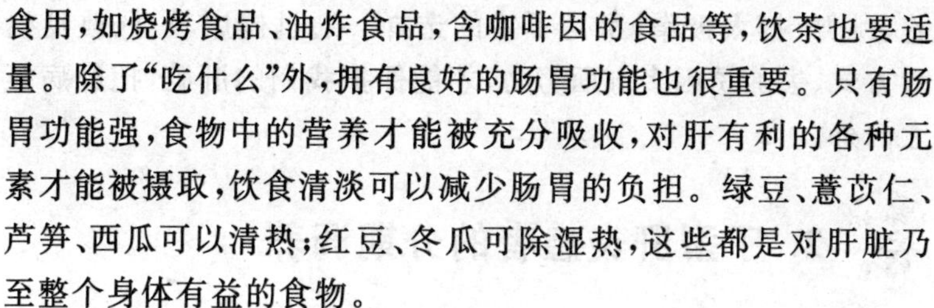

食用，如烧烤食品、油炸食品，含咖啡因的食品等，饮茶也要适量。除了“吃什么”外，拥有良好的肠胃功能也很重要。只有肠胃功能强，食物中的营养才能被充分吸收，对肝有利的各种元素才能被摄取，饮食清淡可以减少肠胃的负担。绿豆、薏苡仁、芦笋、西瓜可以清热；红豆、冬瓜可除湿热，这些都是对肝脏乃至整个身体有益的食物。

(1)注意保持心情舒畅：人们常说，“肝火不要太旺”，因为生气的时候人的呼吸会变得急促，血液比往常凝结要快，心动过速，从而加重肝脏的负担，尤其肝病患者应保持情绪乐观。

(2)注意营养均衡：肝脏病人的饮食要丰富、清淡、有营养，可多吃一些富含蛋白质的食物，像牛奶、禽蛋、鱼等，这些都可帮助受损肝细胞生长、修复；油腻、油炸的东西应尽量少吃，多吃时令新鲜水果以保证营养均衡，对于海鲜等食品一定要煮熟之后再吃。每天的饮食应合理搭配，少食多餐。

(3)注意用药安全：如果有脂肪肝、酒精肝这种疾病，一定要在用药方面，注意可引起肝脏损伤的药物，同时可以适当使用保肝药品，以促进肝功能恢复。水飞蓟类保肝药在临床上疗效较为肯定，天津天士力制药股份有限公司生产的水林佳，是一种纯天然药物，其活性成分水飞蓟宾纯度高，可以减轻酒精中毒时有毒物质引起的脂质过氧化反应，同时有阻止和清除脂肪在肝脏沉积和浸润作用，高效安全，是治疗酒精性脂肪肝的确切药物。

(4)应注意动静结合：要经常参加体育运动，要保持心情舒畅，否则易伤及肝气，久而久之，容易导致肝病。一方面应遵循固定的生活规律，不要因为忙碌或娱乐而忽略休息，睡眠时间尽量保证在 8 小时以上，午饭后尽可能休息 1 小时，这些都能促进肝脏功能的恢复；另一方面要进行适量的运动，如散步、慢跑、跳舞、打太极拳,都是不错的选择。通过健康教育、改良生活方式、去除诱因多方面努力,才能保护我们的肝脏,把肝病拒之门外。

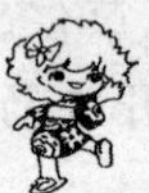

2. 丁型肝炎患者的分期调养

目前对于丁型肝炎的治疗,还没有特效药物的情况下,适当休息是最主要的治疗措施。

(1)急性肝炎期间:应以“静”为主。一般来说,医生多主张卧床休息一段时间。这是因为卧床休息可以减轻体力上的消耗,还可以增加肝脏的血流量。实验证明,卧床休息时的肝血流量比站立的时候要多出40%。所以卧床休息时,能保证肝细胞再生修复时所需要的营养物质。休息得越好,病情也就好转得越快、越彻底。

(2)黄疸期:如果患者开始有黄疸的症状,等到黄疸消退,症状也明显好转以后,每天可以起床活动1~2个小时,但是要以患者不感觉到疲劳为限度。以后,随着病情逐渐好转,活动量逐渐增加的时候,也要掌握不要疲劳这个度。不过,吃饭以后还是要卧床休息1~2个小时。

(3)恢复期:患者的活动可以增加,要“动静结合,循序渐进”,一直到症状消失,肝功能检查正常后,患者就可以每天进行一定时间的锻炼了。这些锻炼要活动量小,如散散步,打打太极拳,练练气功。这样再经过1~2个月的密切观察,病情始终稳定,肝功能也正常,患者就可以恢复工作。一开始半日工作,逐渐过渡到全日工作。但是,即使是恢复了全日班,也要避免剧烈的体力活动,从事脑力劳动的人也要注意不要过度劳累,同时保证充足的睡眠时间。

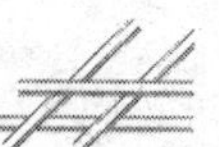

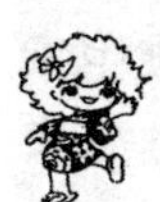

3. 丁型肝炎患者进行饮食调养的七个原则

肝炎患者要吃饱吃好，但是，不要盲目追求“三高一低”（指高糖、高蛋白质、高维生素和低脂肪）饮食。还是多吃一些新鲜蔬菜和水果为好。有些患者得了肝炎，拼命地吃糖，说这样能“保肝”。其实，这是一种误解，因为吃糖过多，可能导致脂肪肝，加重原有的肝炎病变。另外，吃糖太多，无形之中增加了肝脏和胰脏的负担，使体内的糖代谢发生紊乱。蛋白质过多也不好。这是因为蛋白质进入人体以后，也会增加肝脏的负担。有人得了肝炎，特别害怕脂肪，一点油腻的食物也不敢吃，这样也不好，脂肪是人体重要的热能来源，脂肪过低则不能满足患者机体的需要。

（1）要增加蛋白质的摄入：蛋白质是人体最重要的营养素之一。肝病患者摄入充足的蛋白质既有利于肝细胞的再生，也能避免肝脏的功能退化。一般肝病患者每天摄入蛋白质所能转化的热能应占所摄入总热能的15%，尤其要多摄入些含优质蛋白质的食物，如动物性蛋白、豆制品等。

（2）要保证充足的热能供给：肝病患者摄入高热能的饮食可以改善其临床症状，但也不可摄入含有过高热能的食物，以避免出现脂肪肝而导致病情加重。一般肝病患者每天摄入的热能应以8 000～10 500千焦比较适宜。这些热能大致相当于500克鲜奶，2个鸡蛋，400克主食和500克水果所产生的热能。

（3）不应过多地摄入脂肪：肝病患者对脂肪消化、吸收和转化的速度比较慢，如果过多地摄入富含脂肪的食物，则容易导致脂肪肝。

(4)要保证维生素的供给：肝病患者应多摄入富含维生素的食物，必要时还可口服多种维生素制剂。这是因为维生素B_2、尼克酸等B族维生素，不仅有利于人体肝脏正常的新陈代谢和肝脏的修补，还能减轻有害物质对肝脏的毒害作用，以及由肝功能受损所引发的消化不良等不适症状。

(5)要摄入充足的液体：肝病患者在平时应多饮果汁、米汤、蜂蜜水和西瓜汁等，以加速体内毒物的排泄，并保证肝脏能进行正常的代谢。

(6)要注意饮食的烹调方法：肝病患者的饮食要做到色、香、味、形俱佳，以促进食欲。同时还要忌食煎、炸和具有强烈刺激性的食物，要限制喝肉汤、鸡汤等含氮浸出物高的食物，以减轻肝脏的负担。

(7)要养成良好的饮食习惯：暴饮暴食会增加人体肝脏的负担，不利于肝脏的复原。因此，肝病患者应做到少食多餐，以促进肝病的痊愈。